1日5分で心も体も強くなる
「すごい運動」

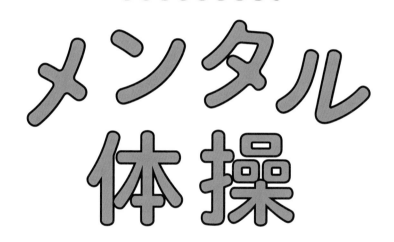

メンタル体操

森本稀哲［著］
清水 忍［監修］

KADOKAWA

はじめに
「心が変われば、行動が変わる」

数多くある本のなかで、この本を手に取っていただき、ありがとうございます。
この本を手に取っていただいたあなたは

「理由は特にないけど、だるくて、憂鬱で、やる気が起きない……」
「いつも悩みがモヤモヤして、イライラと不安でつらい……」
「肩コリや腰痛で、疲労が抜けなくて、朝起きるのがキツい……」
「運動嫌いだけど、手軽にダイエットやストレッチしたい……」

こんなことを感じて、日々悩んでいらっしゃるかもしれません。
そうであれば、この本は間違いなくあなたのお役に立てると思いますので、このまま読み進めてみてください。

僕は、小学校1年生のときに「汎発性円形脱毛症《はんぱつせいえんけいだつもうしょう》」という病気になり、髪の毛やまゆ毛、まつげが全部抜けました。見た目が変わったことで精神的にも大きなストレスを受けましたが、これにまつわる一連の経験を通じて**「心が変われば、行動が変わる」**ことを実感して、野球に打ち込み、プロ野球選手になることができたのです。

もちろん、生きていれば落ち込むことなんて、いくらでもあります。でも、そうしたネガティブ感情を「前向きになろう」と言い聞かせるだけで跳ね返すのは、実際のところ、なかなか難しいと思います。

そこで、口角を上げるだけで、脳が笑顔と勘違いをして幸せと感じる仕組みと同じように、肩甲骨《けんこうこつ》を動かすだけで胸が開いて気持ちが前向きになる……そんな、**体の力を借りることで、自然とメンタルが整っていく「すごい運動」を、この本では「誰もが実践できる形」で紹介しています。**また、すべての体操に動画が付いていますので、スマホなどで観ながら楽しく続けられます。もしかしたら簡単すぎて拍子抜けするかもしれません。

1日5分で、体も心も強くなる「メンタル体操」に、ぜひ今日から取り組み始めてみてください。ちなみに僕も毎朝やっています！

「メンタル体操」が「心を強くする」科学的根拠

東京大学大学院 農学生命科学研究科　助教
杉野弘明

「メンタル体操」が生み出す「能動的な体と心の知覚」が、体と心の〝変化〟の知覚にもつながった場合、**世界の見方がポジティブに変わる**ことが考えられます。

世界の見方とは、心理学の用語でいえば**「認知システム」**であり、自己と外界との間に成立する因果性（原因と結果）について、個人がどのように知覚・認知しているかの体系です。

人間にとって外界や環境、世の中は、なかなかコントロールできるものではありません。しかし、コントロールできる範囲で一番身近な存在である身体の状況を知覚・把握し、その変化を感じ、コントロールできる感覚を養っていくことで、**生活で起こる出来事の成功・失敗の原因の置き場所（「ローカス・オブ・コントロール」と呼ばれます）を、〝適切に〟自分自身に置くことができます。**そして、自分の能力は努力や開発によって高めることができるという感覚を得ることにつながります。

スタンフォード大学の認知心理学者キャロル・S・ドゥエックは、このような心のあり方を「**グロース（成長する）・マインドセット**」と呼びました。逆に、能力は変化しないと考える認知は「フィックスト（固定化された）・マインドセット」と呼ばれます。「メンタル体操」を通した身体と心の知覚、すなわちコントロールできる範囲の適切な把握と変化の認識は、「グロース・マインドセット」を獲得するのに適していると考えられます。もし生活や環境、状況、自分のパフォーマンスがコントロールできるようになって、成長を実現させたいのであれば、まずは「メンタル体操」を行い、ゼロ距離にある体と心のコントロールから始めてみましょう。

森本稀哲氏が、ご自身の人生経験とプロスポーツ選手としての経験の双方から独自に生み出された「メンタル体操」は、伝統があり、またその効果が検証されている心理学的療法にもつながる部分があると考えられます。

特に、**焦点を今現在に当てる（集中する）**ことや、**日常生活のなかに実施を積極的に取り入れる点**、また**最終目標が行動のセルフコントロールにあるところ**などは、**行動療法において重要視される**ところとなっています。

目次

Chapter 3

メンタル体操が「あらゆる悩みに効果的」な理由

Chapter 4

自分史上最高の体調と精神を手に入れる！「メンタル体操第2」

Chapter 5

スキマ時間でどこでも整う「ながらメンタル体操」

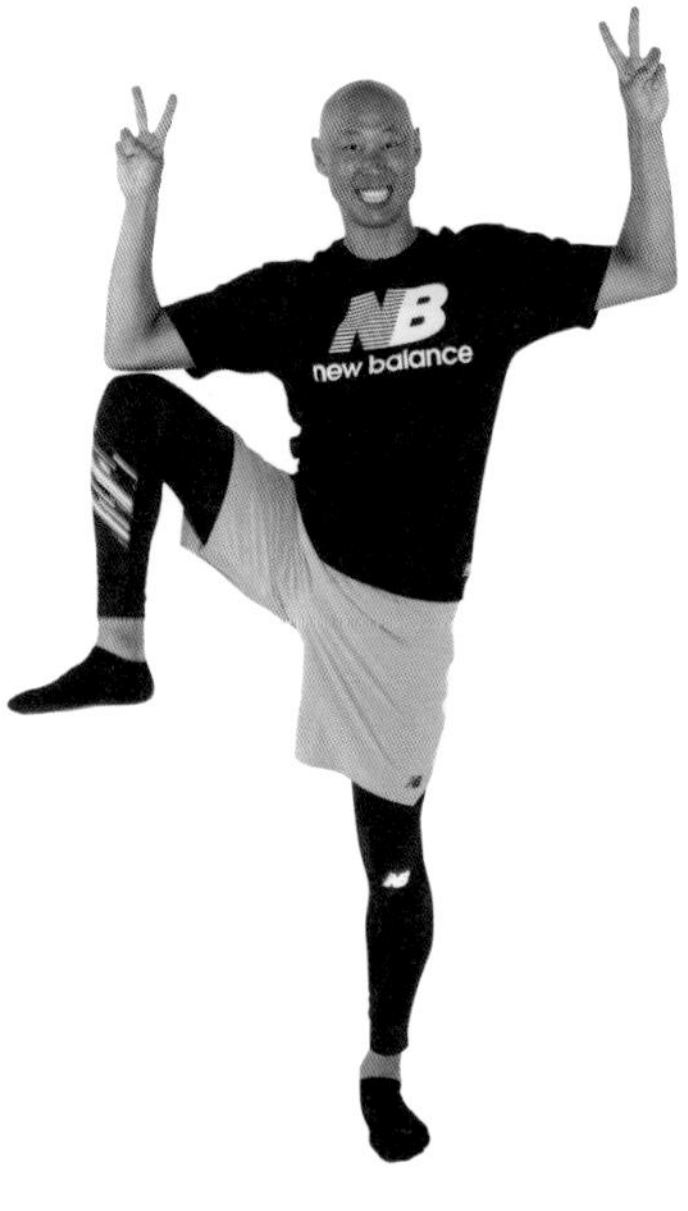

企画・動画制作　CKプロダクション株式会社
（工藤一樹、湊慎太朗）
編集協力　株式会社マーベリック
（大川朋子、奥山典幸）
松岡芙佐江
構成　海老沼邦明
デザイン　株式会社ライラック
写真　後藤利江
動画撮影　武田真悟
イラスト　内山弘隆
衣装提供　New Balance
編集　伊藤直樹（KADOKAWA）

Chapter

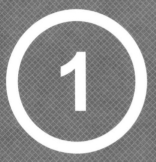

1

「1日5分」で心と体を強くして思い通りに生きる

カラダが元気でキビキビ動いているときは、気持ちも晴れ晴れ。逆にココロの中がモヤモヤしているときは、丸い背中でうつむき加減。やっぱりココロとカラダは密接につながっているんです。

だから、ここでは体操を始める前に、そんな「メンタルとカラダの関係」から「そもそもメンタルって何だ？」までをご紹介します。

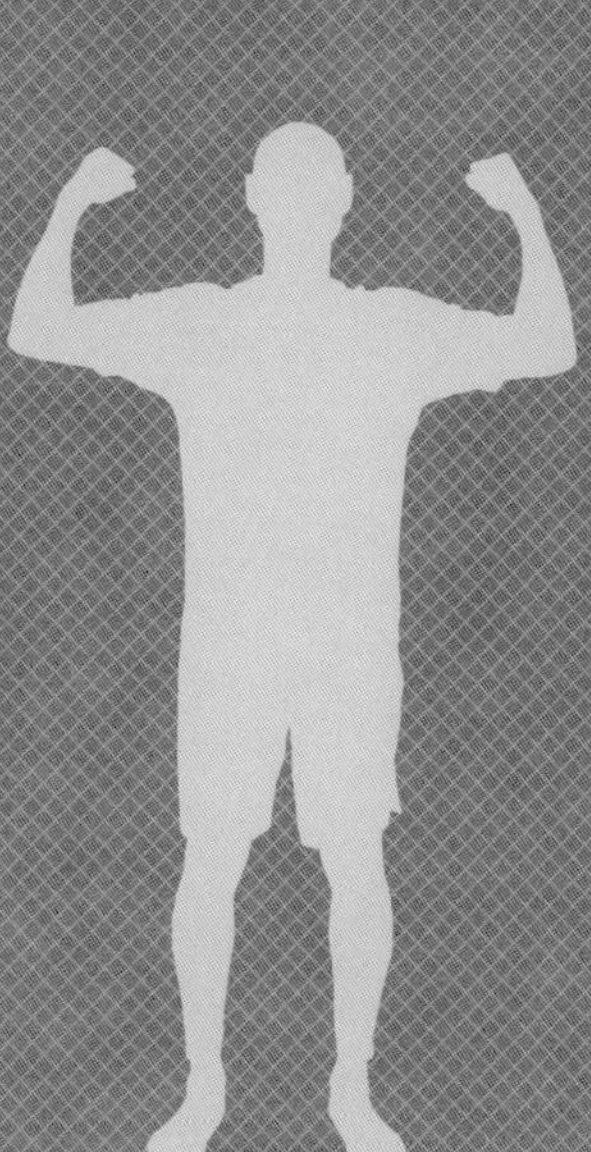

1 メンタルが強い人は「いまに集中できている」

メンタル体操は、時間も場所もそれほど必要ありません。しかもすべてを通してやる必要もないし、回数も自分に合わせてカスタマイズしてもいい。運動なんかする時間がないよ、という人にもぴったりの体操です。

スポーツをやっているとよく聞くのが、「メンタル強いね」という言葉。僕が野球選手として活動している間にも、実際によく聞きました。これはどういう意味なのでしょうか。「チャンスに強い」という意味で言われたこともありますし、「失敗しても動じない」という意味で使われたこともありました。

一般的にはどうでしょうか。多くの人が、「明るい」「負けない」「ブレない」といったことをイメージしているかもしれません。たしかに、メンタルが上がっているときはハキハキとしたしゃべり方になるので「明るい」というイメージになります。

失敗しても前向きに次へ向かう「負けない」という感じも受けます。大きな壁があっても自分を信じて目標に向かう「ブレない」ココロも、メンタルが強いという意味に含まれるかもしれません。

　僕はどのように「メンタル」を捉えているかというと、**「いま、やるべきことに集中することができる」**ことじゃないかと思うんです。

　チャンスに強いというのは、周りの雑音をシャットアウトして自分のパフォーマンスに集中していることです。ブレないというのは、目標を達成するために、やるべきことに集中しているということ。また、自分に求められているものをこなすことに集中するというのもメンタルの強さでしょう。

　そんなふうに「いま、やるべきことに集中するココロ」こそがメンタルの強さだと思います。

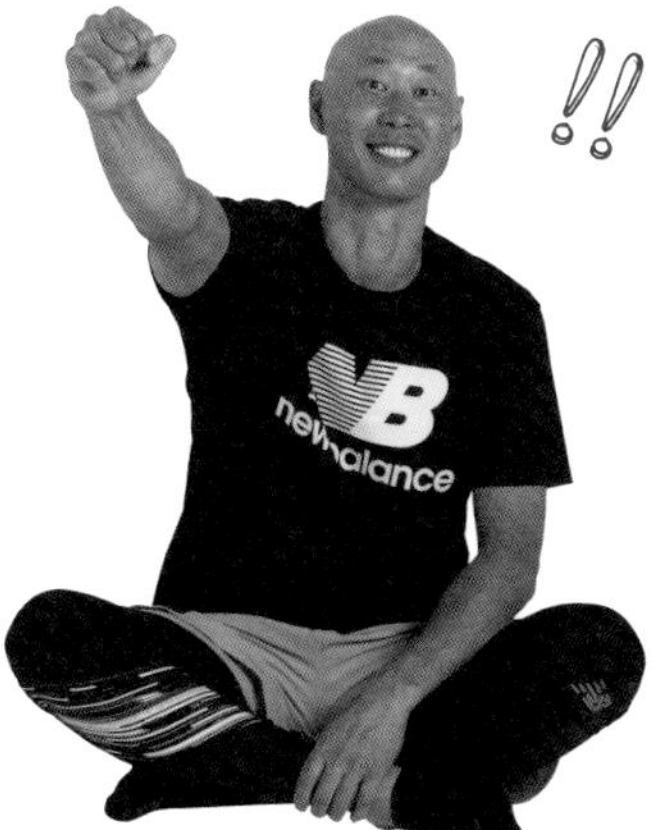

2 メンタル体操で「カラダ全体の柔軟性」を飛躍的に高める

「健全なる精神は健全なる肉体に宿る」とはよく言いますが、なんだかちょっと抽象的ですよね。健全な精神というのはまだわかりますが、「健全な肉体」ってどんな肉体かわからない。筋肉モリモリの肉体かなと思って、筋トレばっかりしてしまう。これは人によってはカラダに過度のストレスがかかり、怪我をしてしまったり、余計に疲れがたまってしまったりといったことを招きます。

というように、どんな肉体が「健全な肉体」なのかと考えていくと、いつまでも答えが出ません。なので、ここでひとつ、この本で言う「健全な肉体」というものを定義してみま

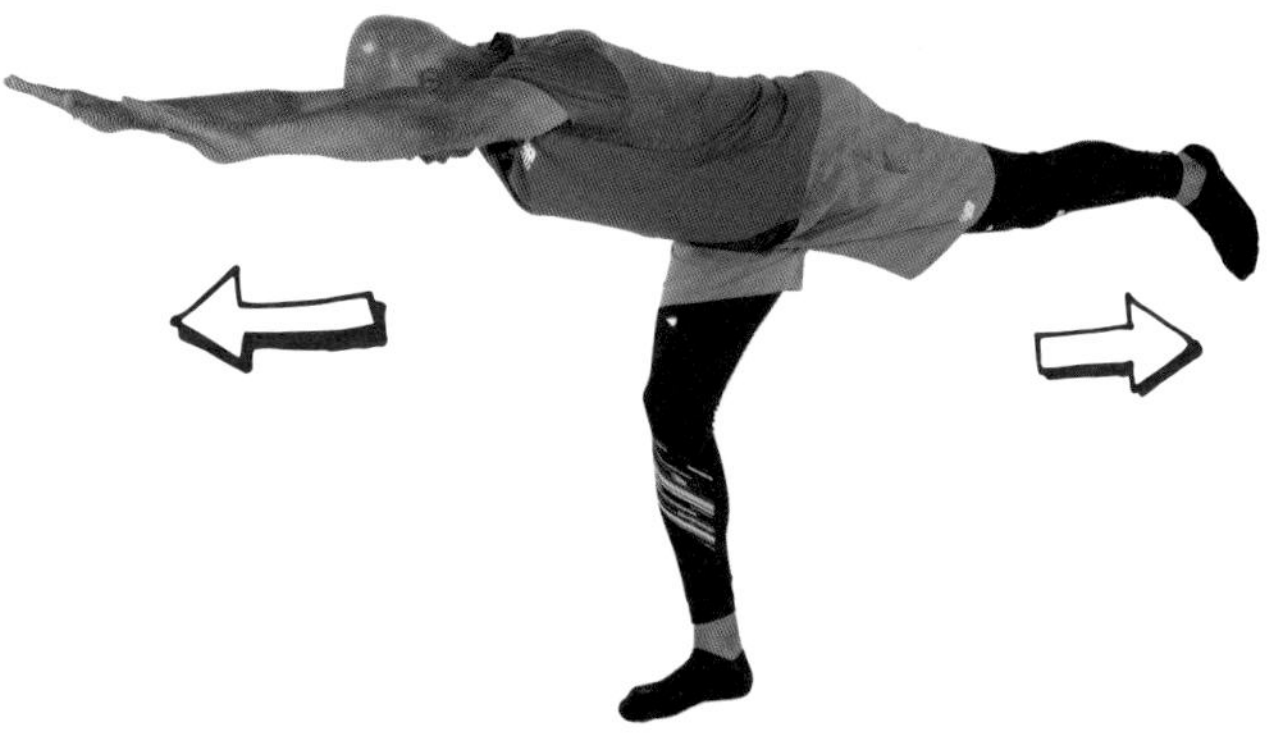

しょう。それは「キレイに動くカラダ」です。キレイという言葉には美しいという意味がありますが、ここでは、**上手にカラダ全体を連動させて動かすことができているということ**です。

メンタル体操はふくらはぎのストレッチをスタートとし、股関節を伸ばして可動域を広げるストレッチや、肩甲骨《けんこうこつ》などの肩関節まわりを柔らかく使うための体操など、「カラダ全体のストレッチ」でできています。それぞれの部位の柔軟性を高めて、なめらかな動きができるようにしていく。そして、それらが連動してひとつの動きができるようになっていきます。そうすると「キレイな動き」ができてくるのです。つまり「健全な肉体」を手に入れているということ。ここに、きっと健全な精神が宿っているはずです。**カラダの調子が上がっていくことに引っ張られて、メンタルも上がっていくのです。**

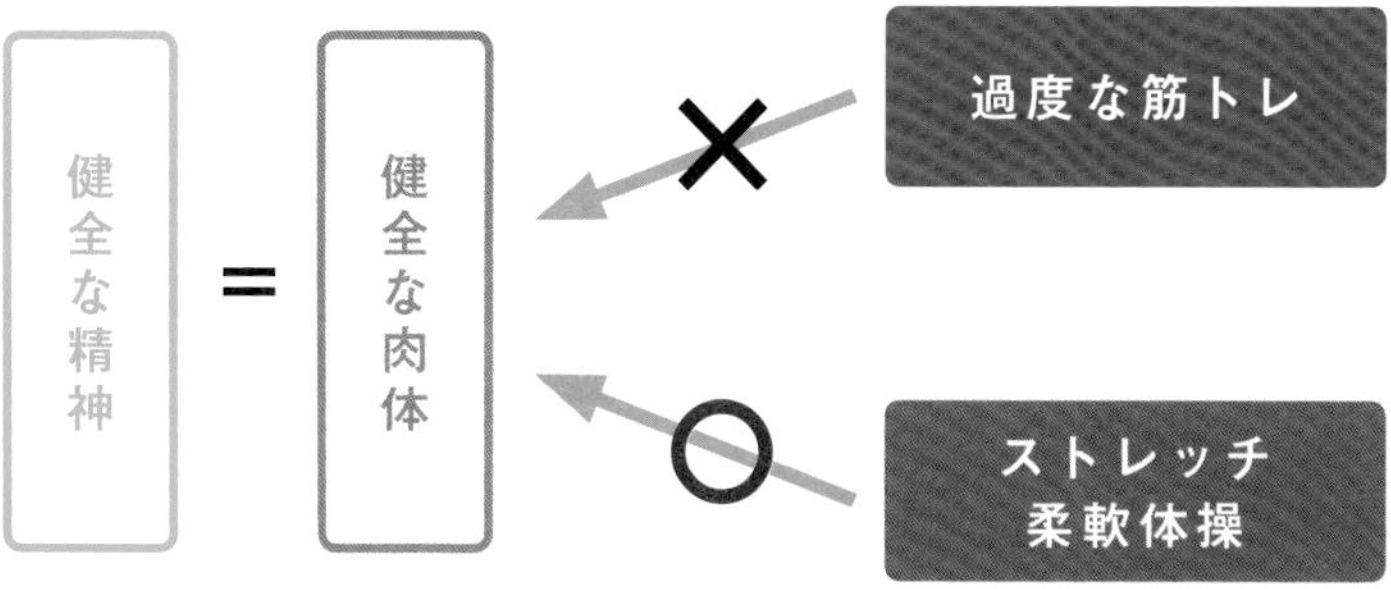

3 メンタル体操でボロボロのカラダが生き返る

現役時代、実は朝が苦手でした。遅刻をして怒られたことも一度や二度ではありません。振り返ってみれば、そのときはやはりパフォーマンスにばらつきがあったように思います。それをどうにかしようと「朝」を変えてみました。朝に**運動をする。****そうすることでカラダを目覚めさせることを始めたのです。**結果的にはそれがパフォーマンスを上げ、成績を残すことができました。引退後はトレーニングではなく、体型維持のためにストレッチを始め、調子がどんどんよくなっていきました。

僕はいま、メンタル体操を朝のルーティンに入れています。

運動をして
朝のカラダを
目覚めさせましょう

朝、起きてからシャワーを浴びる。次に体操。最後に食事。どれだけお酒を飲んだ翌日でも、そのルーティンでカラダはスッキリ。そうなると「あー、今日も仕事か……」がなくなり、「よし、今日もがんばろう！」に自然となっているのです。

メンタル体操はストレッチを中心とした体操です。ストレッチは関節などの可動域を広げるとともに、全身の血行を促す効果もあります。例えばふくらはぎは第2の心臓などと呼ばれ、一度流れてきた血を心臓に押し返していく、ポンプのような役割をしています。心臓からいちばん遠いふくらはぎのストレッチをすることで、そのポンプの力を強化できます。全身の血行がよくなることで、ガチガチだったカラダもほぐれて疲れがとれていく。さらにそれを続けることで、疲れにくいカラダになっていく。だからメンタル体操で、ボロボロだったカラダが生き返るんです。

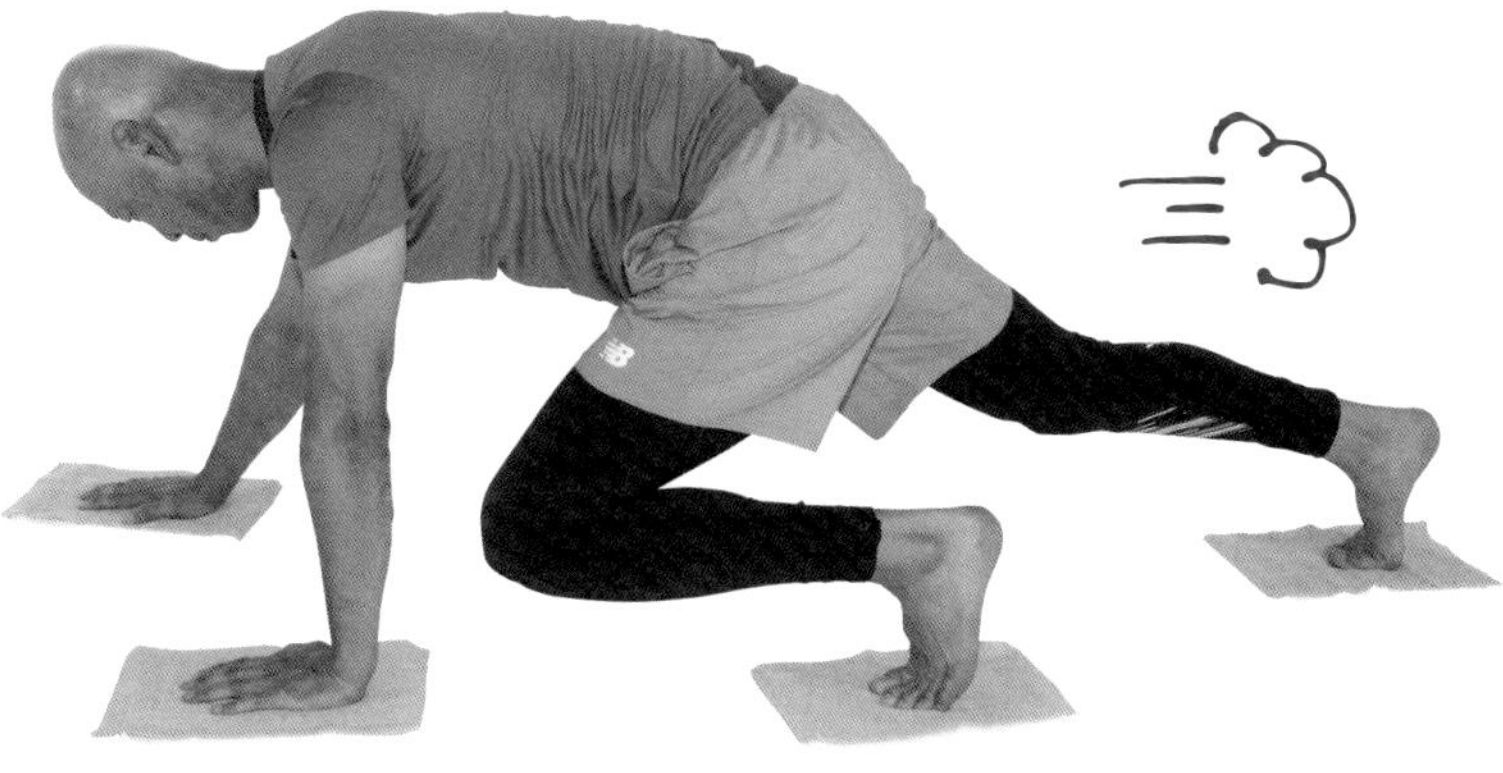

4 メンタル体操で猫背を改善して前向きに

メンタルが弱っている人の大きな特徴は「背中が丸まっている」こと。お腹、つまり自分のいちばん弱いところを守ろうとしているんです。逆のたとえですが、犬は負けを認めるとお腹を見せますよね。いちばん弱いところを相手に見せることで、私はあなたに敵意はありませんよと示す。お腹は内臓などもっとも大切な器官が集中する急所だということを、動物は本能的に知っているんですよね。ちょっと話は逸《そ》れましたが、人間も急所は同じということ。人は、ネガティブなことがあってメンタルが下がっていると、お腹を守ろうと背中が丸まってしまうのです。無意識に防御体勢に入っている

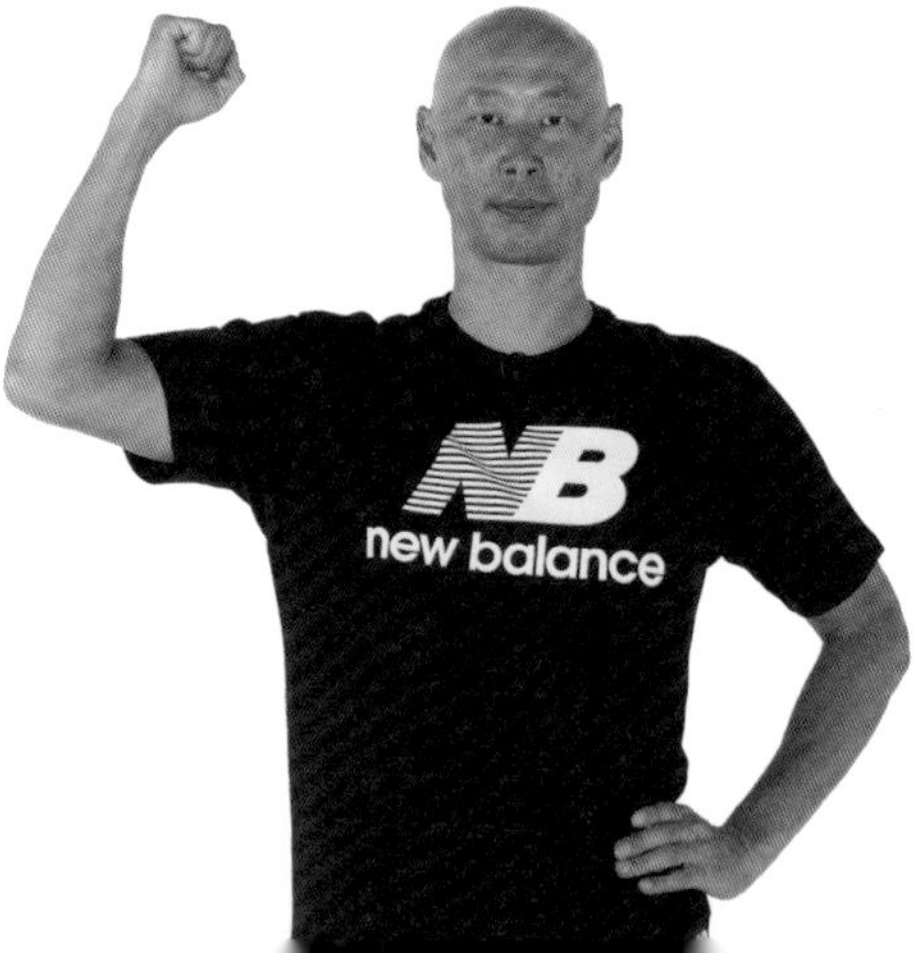

んです。
心配事があると、どうしてもうつむき加減になってしまう。僕にも心当たりがあります。ありすぎるほどあります……。でも、そんなときこそ胸を張ってみてください。**無理やりでいいんです。そうすると、メンタルは引っ張られて上がっていくはずです。**

メンタル体操には、そういう体操がたくさんあります。メンタル体操のひとつの特徴は「開く」動作が多いこと。**肩甲骨を動かすことで胸を「開く」。そういった動作では自然と胸を張ることになります。**だからメンタルに効く体操なんです。

外出するときに、姿見で自分の姿勢をチェックしてみてください。メンタル体操をした朝は、きっと背中がしっかりと伸びているはずです。

落ち込んでうつむいてしまう……
そんなときこそ、胸を「開いて」！

5 ダメな姿勢のチェックポイント

メンタルが下がっているときは背中が丸まっているという話をしましたが、自分がいま背中を丸めて歩いているかどうかというのは、なかなかわからないものです。

そこで、それをチェックする方法をお教えします。

1. ラクな姿勢で立つ
2. 真横から全身の写真を撮る
3. 撮った写真の外くるぶしに印をつける
4. 印を通るように床から垂直の線を描く

写真のなかの線は、カラダのどこを通っていますか？　**カラダの中心が線とピッタリ一致しているのがベスト。**文句の言いようのない姿勢です。**最も悪いのが線よりもカラダが後ろにある場合。**これが背中が丸まって重心が後ろに下がってしまっている姿勢、つまり**メンタルも下がっている状態**です。

毎日チェックしようとは言いませんが、月に1回など定期的にチェックしてみてください。メンタル体操を続けていけば、適正な姿勢に近づいていくはずです。

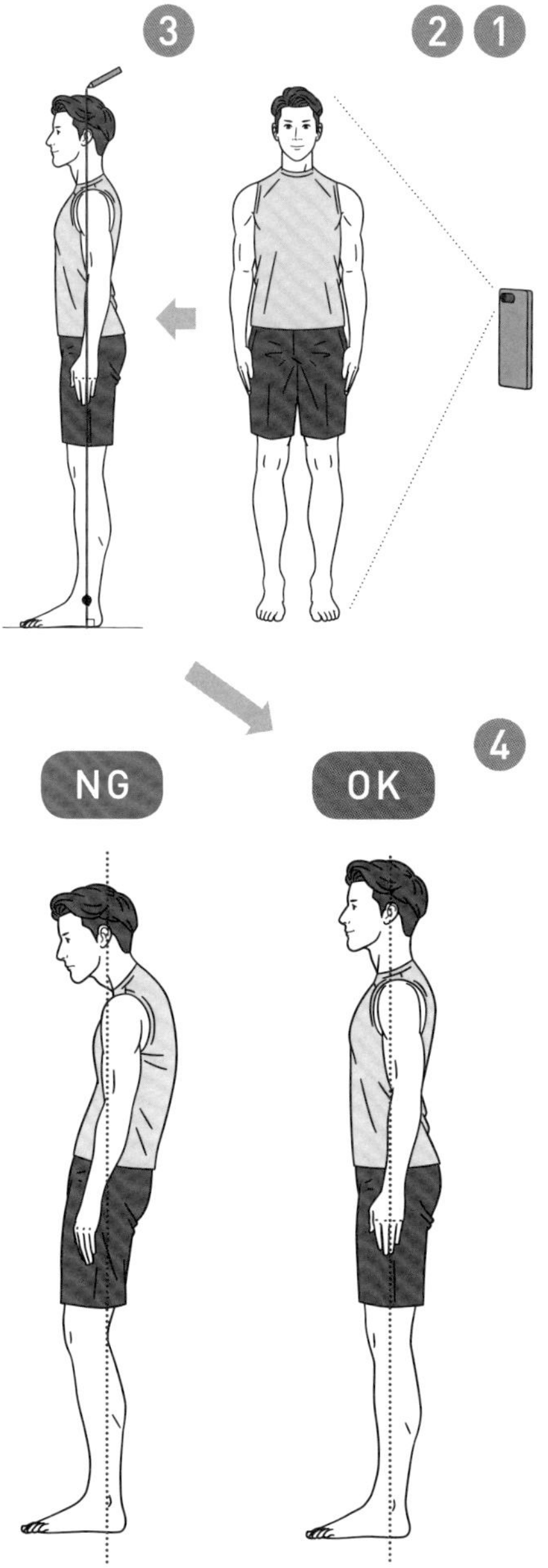

6 メンタル体操でキレイを維持する

先ほど、僕がメンタル体操を始めたのは体型維持がメインの目的だという話をしました。どうしてメンタル体操が体型維持につながるかというと、メンタル体操が全身のストレッチだからです。体型維持に大切なことのひとつとして脂肪の燃焼がありますが、これはストレッチで全身の血行をよくすることで改善の手助けをすることができます。そうして、**無理なダイエットをすることなくスッキリとしたカラダを維持していくことができるのです。**

そしてもうひとつ、仕事柄、人前に出ることの多い僕にとって、体型とは姿勢という意味でもあります。例えば、テレビ

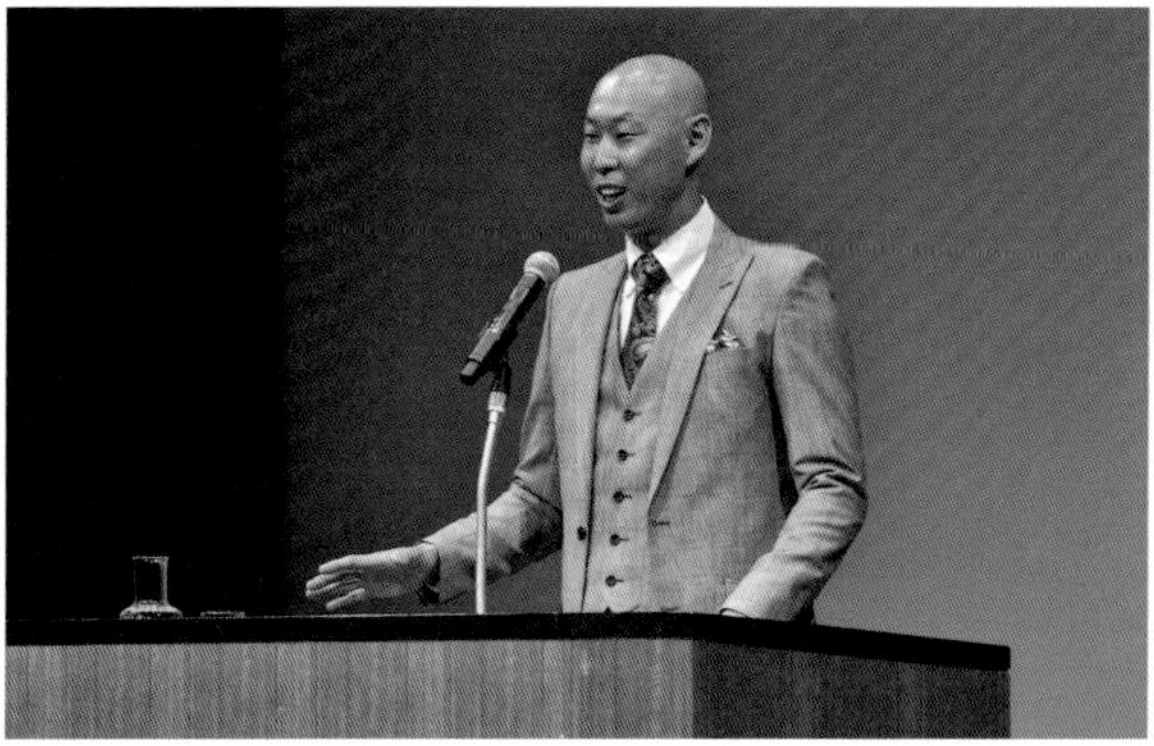

↑講演中も自然といい姿勢を保てています。

に出ている人が猫背でダラリとしているのを見るのは、あまり気持ちのいいものではありませんよね。もちろん、そういう厭世《えんせい》的な雰囲気が魅力という人は別ですよ。でも、僕に求められているのは、元アスリートという姿。スッキリとした立ち姿で、颯爽《さっそう》と動くことが期待されているはず。そもそも僕自身がそうありたいという思いもありますし。

　それを実現してくれるのがメンタル体操です。人間は年齢による筋力の衰えもあるので、背中が丸まりがちです。肩甲骨を寄せている、つまり胸を張っているようなキレイな姿勢を維持するのは難しいものです。**メンタル体操は、閉じてしまいがちな胸を開く運動が多く、キレイな姿勢へと導いてくれます。股関節や肩関節の可動域を広げることで、キレイな動きも実現してくれます。**そうやって毎日続けることで、キレイを維持することができるのです。

**キレイな姿勢を
保てるようになるのも
メンタル体操の効果のひとつです**

7 メンタル体操で疲れにくいカラダに

メンタル体操の効果のひとつが「疲れにくいカラダ」になれるということ。これはどういうわけかというと、カラダの動かし方が関係しています。疲れるといった場合の多くは「局所疲労」です。疲れやすいカラダは、部分的にカラダを動かして活動しています。例えば歩くときも小股で「ちょこちょこ」と歩く。重いものを持つときも腕だけで持とうとする。だから、力を入れる部位だけに大きく負荷がかかって疲れてしまうのです。**疲れにくいカラダの歩き方は大股。**脚だけを小さく何度も動かすのではなくて、股関節から大きく下半身を動かすと同時に、体幹でしっかりと上半身を支えて、キレ

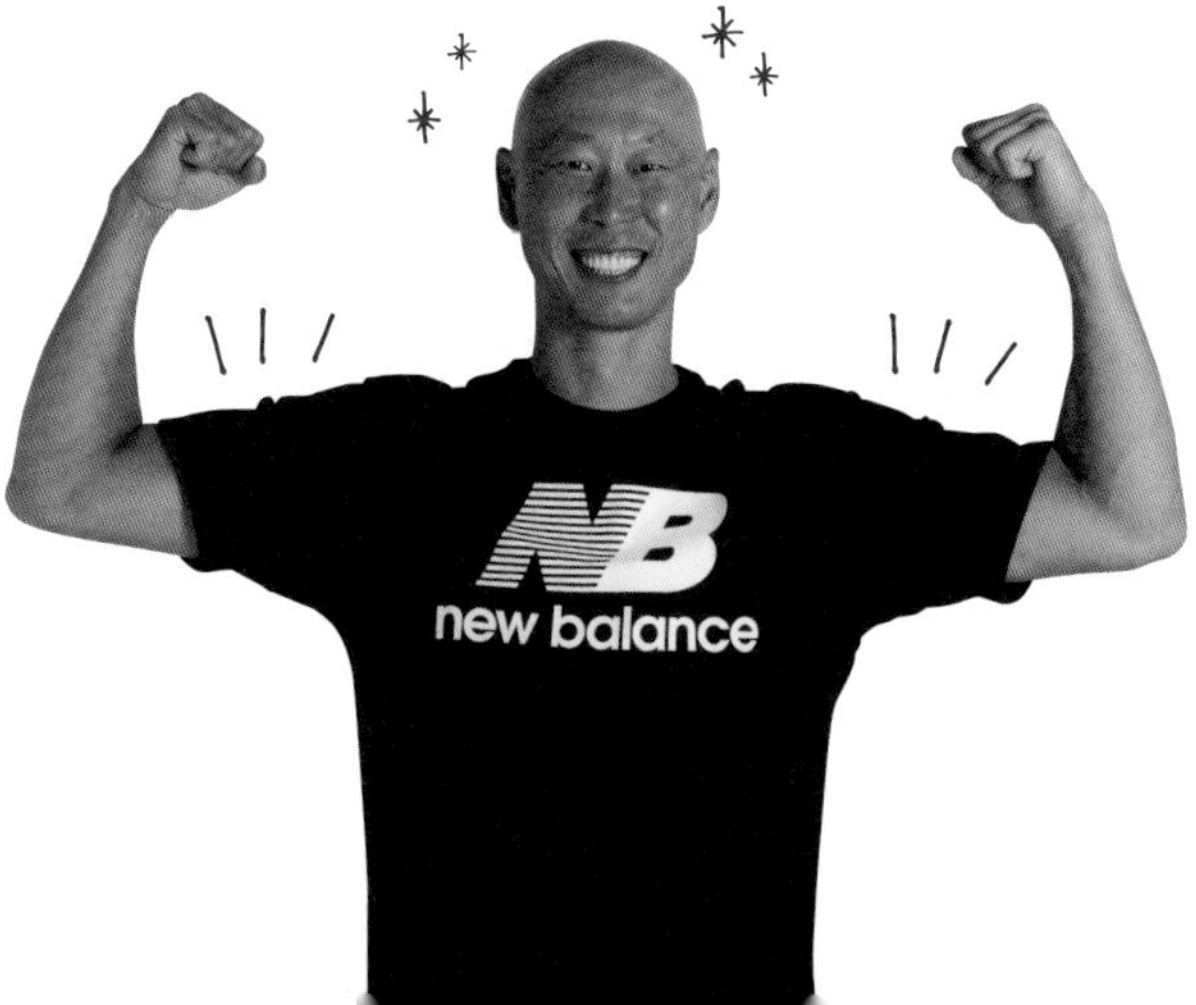

イな姿勢のまま移動する歩き方です。また、この歩き方だと、もも裏などの大きな筋肉がしっかりと使われてエネルギー代謝もアップし、脂肪の燃焼も促されます。ものを持つときも同じ。肩甲骨から肩関節、そして腕と、すべて連動して使うことで疲れにくい動作となります。そうして**カラダ全体を使うことで、局所への負担をカラダ全体に分散させて、疲れにくくなる**のです。

　メンタル体操は、ふくらはぎから始まり、股関節、肩甲骨、体幹、肩関節と、カラダ全体を使う体操です。これを続けることでカラダを大きく使うことを自然と覚えることができ、結果として「疲れにくいカラダ」ができあがるのです。

「疲れにくいカラダ」。いいメンタルにつながりそうですよね。1日の終わりが「あー、疲れた。もう、やだー」ではなくなるのですから。

○
大きな動き
▼
カラダ全体に負荷が分散
＋
エネルギー代謝アップ
▼
疲れにくいカラダに！

×
部分的な動き
▼
一部に負荷がかかる
▼
疲れやすいカラダに

8 僕がメンタルの健康を重視する理由

僕はプロ野球選手でした。そこまで来るにはたくさんの壁や苦労があって、そのたびにたくさんの人に協力してもらいました。……という話をしていると、長くなってしまうので、ここで言いたいのは「僕がメンタルの健康を重視する理由」です。プロ野球選手だったときに、ここぞという場面で活躍するためにメンタルを強くする、という目標はもちろんありました。でも引退してから、もしくは引退間近のときの「理由」は少し違うものです。

チームの中心として活躍していたときは、自分のためという思いが強くありました。肉体的に衰えてきて2軍と1軍を

前向きさは
周りにも伝わります

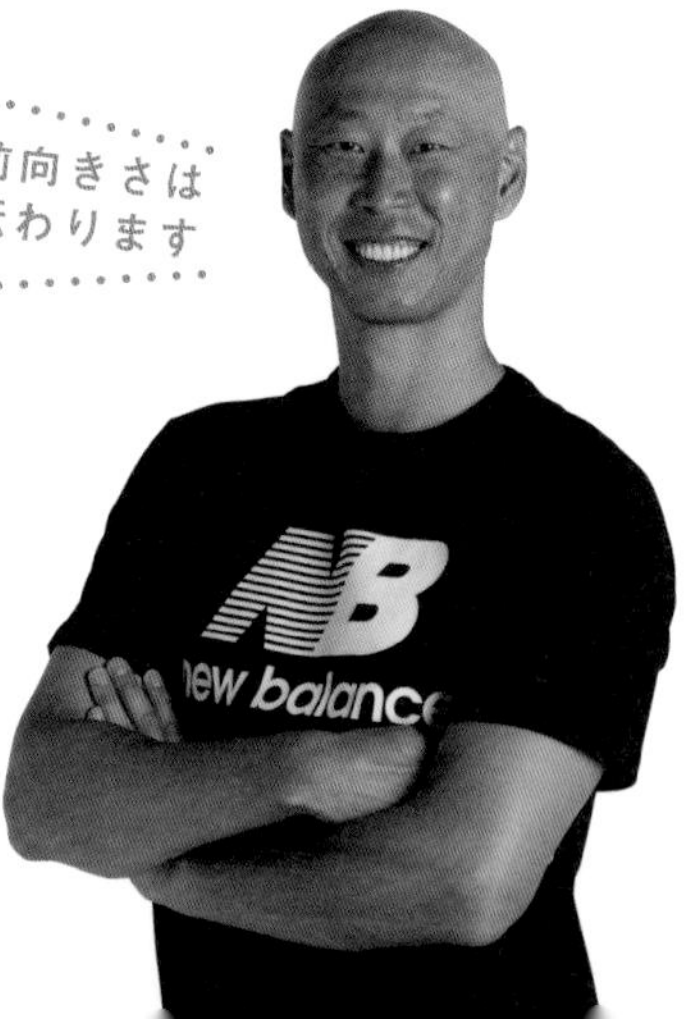

行ったり来たりというときにふと感じたのは、**みんなのために前向きでいよう、そのためにメンタルを強く保とう**ということでした。ベテランである自分が、率先してカラダを動かすことで、チームの士気を上げようと考えたのです。それが結果的に自分のメンタルを上向きにしてくれましたし、チームメンバーに波及して、いい流れを生んでもくれました。

引退してからは、試合解説だけでなくバラエティなどの番組に呼ばれることもあり、そのときによく言われるのが、「ひちょりさんらしく〝明るく〟お願いします」ということ。自分が元気にしていると、みんなも元気になってくれる、その役割を光栄だと思っています。だから僕はいま、もしかしたら現役時代よりも、メンタルを重視していると言っても言い過ぎではないかもしれません。

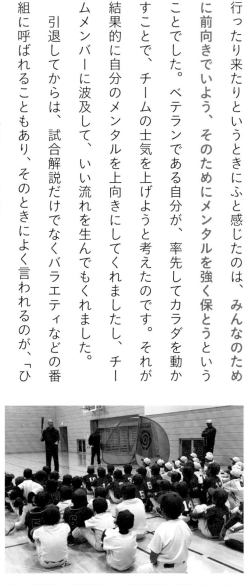

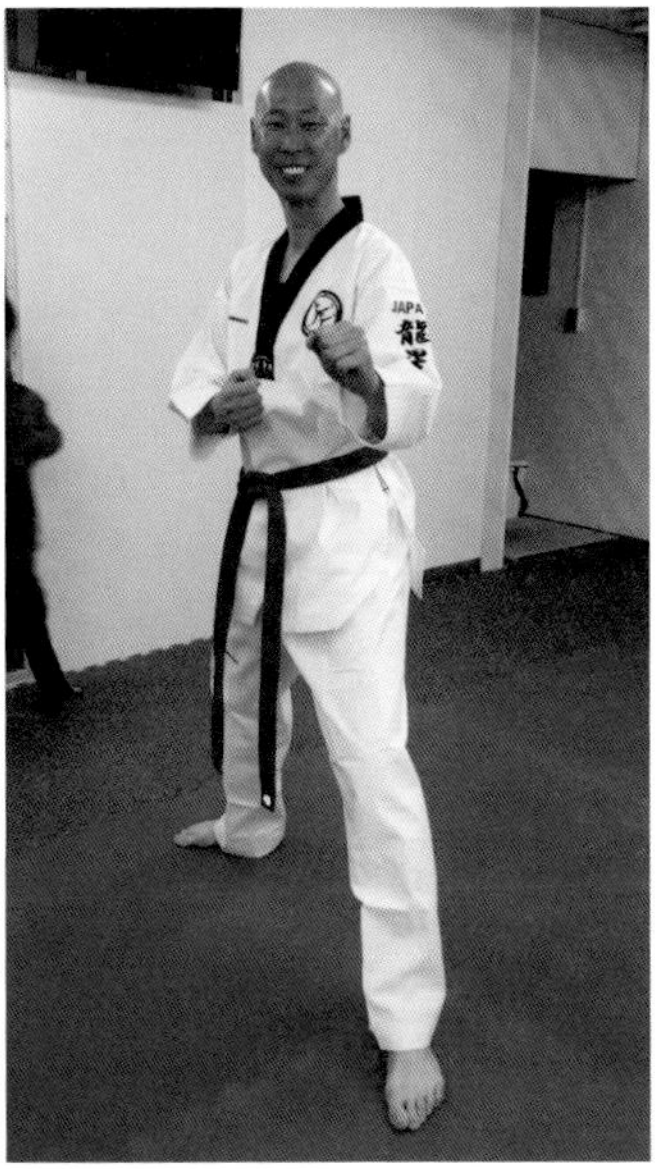

テレビ出演時（写真左）も、野球教室（写真上）で子どもたちと接するときも「ひちょり流」の明るさを忘れない。

ひちょりヒストリー HICHORI HISTORY

幼少期編

プロ野球選手時代は、ユニークなキャラクターとして認知していただきましたが、小さいころは、ちょっと引っ込み思案なところもあったりしたんです。

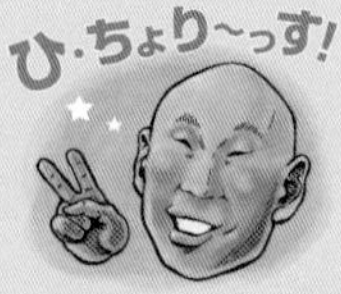

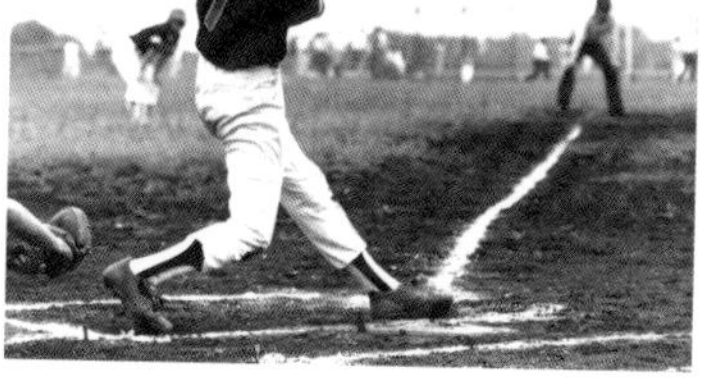

学校の友だちに誘われて始めた野球でしたが、どんどん好きになりすっかり夢中に。

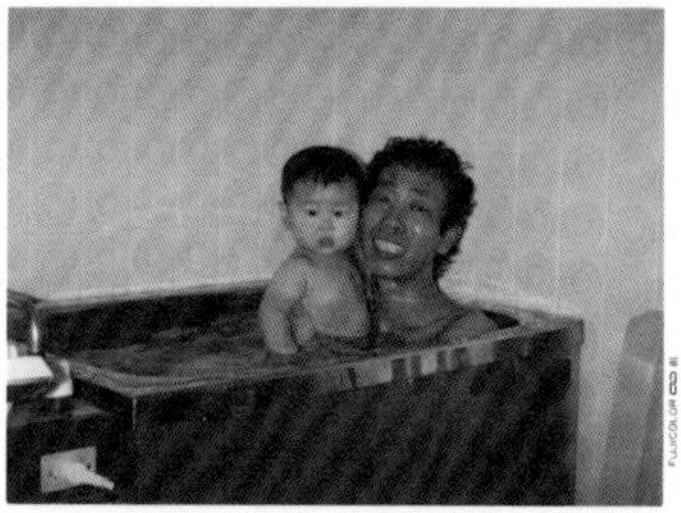

まるで僕が息子を風呂に入れてるみたいにそっくりな僕のお父さんと僕(笑)。

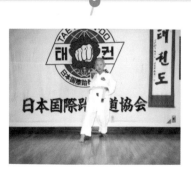

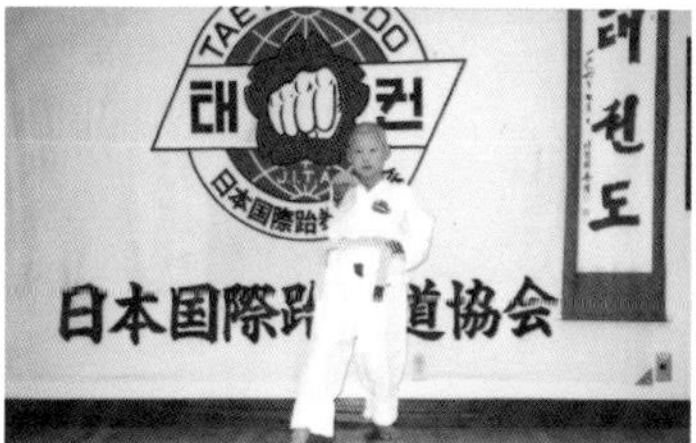

小学校低学年から始めたテコンドーでは、中学校１年生のときに全国大会で優勝！

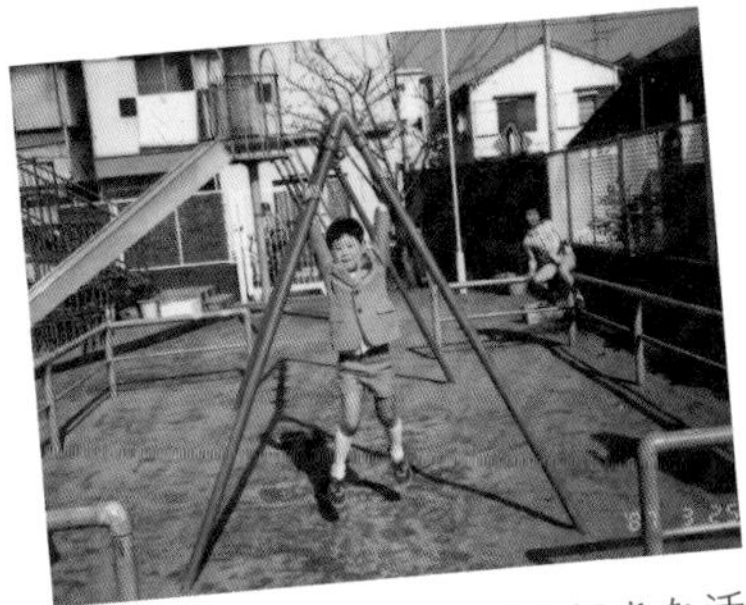

卒園式にて。外遊びが大好きな活発な子でしたが、年少組のときは運動はまるでダメでした……。

Chapter

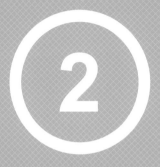

2

実践！　超気持ちいい「メンタル体操」

メンタル体操は、第1、第2、「ながら体操」の３部構成。この章で実践するのは、カラダを目覚めさせるメンタル体操第1です。

ストレッチを中心に血行を促す体操を用意しています。ふくらはぎから始まり、肩まわりの上半身まで全身の血流がアップすることで、カラダが動き出しメンタルも上向きになるはず！

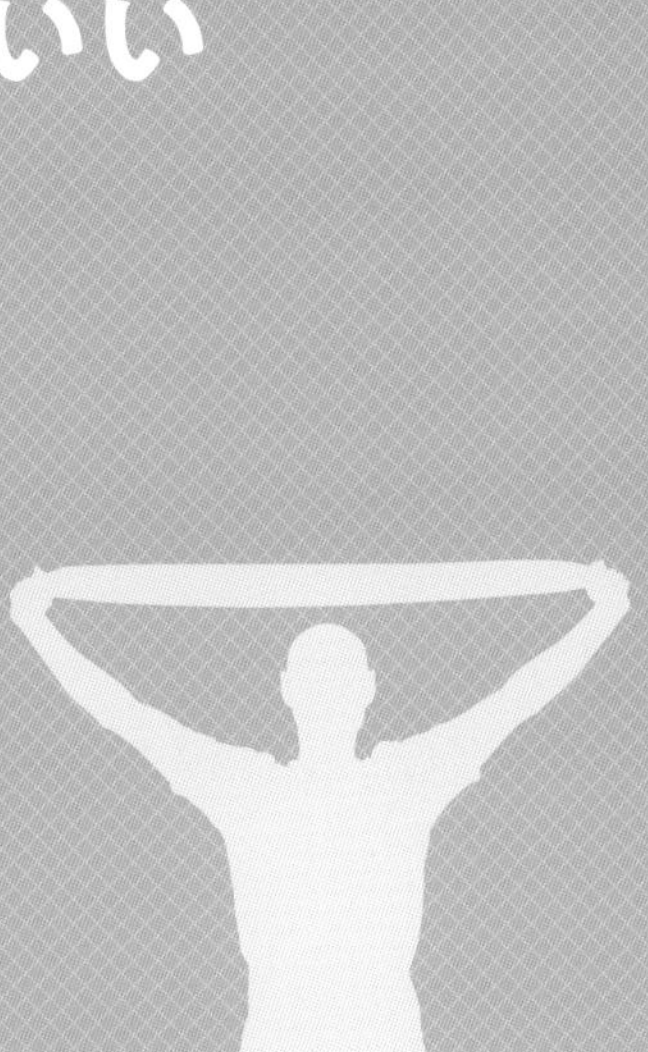

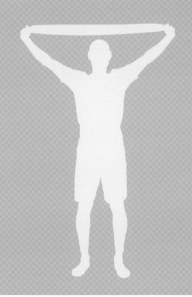

1

メンタル体操を始める前に。基本の3つのポイント

メンタル体操には上半身から下半身、ふくらはぎから肩甲骨まで、さまざまな部位の体操が含まれていますが、全体を通して意識してほしいポイントが3つあります。

1 「開く」意識でカラダを動かす
2 苦しい運動ではない
3 カラダがよくなるとココロが引っ張られる

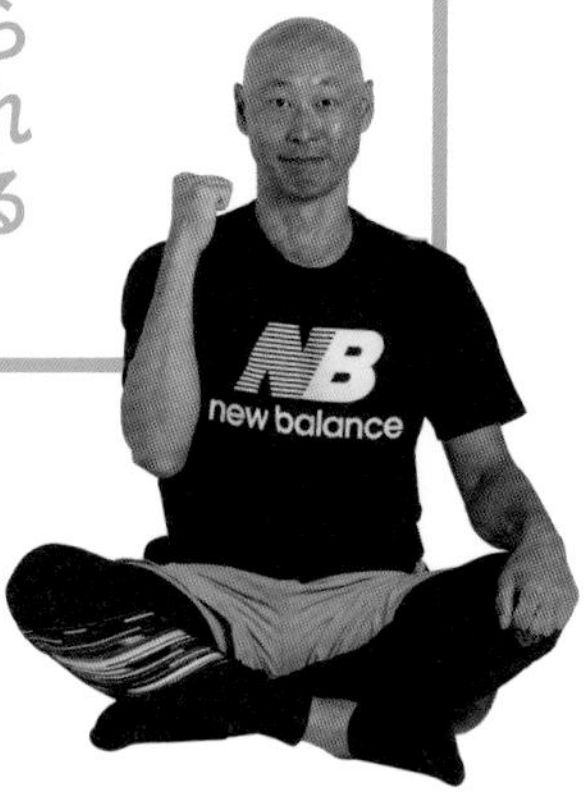

ひとつ目は、最も重要な「開く」意識です。**メンタルが下がっていると、カラダは閉じがち、縮こまりがちになります。**肩から胸にかけての筋肉が縮んで猫背になったり、股関節が閉じて縮こまった動きになったりしてしまいます。それを「開く」意識で体操を行ってください。

ふたつ目は、苦しい運動ではないということ。**メンタル体操には、筋力トレーニングのようなつらい運動はほとんどありません。**なかには「きつい」と感じるものもあるかもしれませんが、その多くは息が上がるというものではなく、硬くて開かない、というものであるはずです。それを伸ばしていく体操なので、痛そう、つらそうと尻込みをする必要はありません。

最後は心構え。メンタル体操はストレッチを中心としたものです。先ほども言いましたが、カラダに負荷をかけるものではないので、「効いてるの？」と思うこともあるかもしれません。ただし**続けていれば、「ココロが軽くなった」と実感する瞬間があるはずです。**それはカラダがきちんと「開いて」いるから、それに引っ張られるような形でメンタルが上向きになっている証拠です。

2 朝にやる、無理をしない、でも習慣づける

メンタル体操はその名のとおり「メンタル」を上げることを最終目標とした体操です。簡単に言ってしまえば、**「あー、今日も1日、仕事かぁ……」という気持ちを、「よし、今日も1日がんばろう！」にするための運動です**。だから「朝にやる」というのが第1目標。朝に体操を行って、メンタルを上げた状態で1日を始める。それが理想のカタチです。

ただし！　重要なことは**「無理をしない」**ということです。メンタルを上げるといっているのに、「面倒だけど、メンタル体操やらなくちゃ……」という気持ちで体操を行うのでは、本末転倒になってしまいます。だから「無理をしない」。朝にやるのがベストですが、**もし気が乗らなければ夜にやってもいい**。朝が忙しくて**時間が取れないときは、ひとつ、ふたつを選んでちょこっとやるだけでもいいです**。

重要なのは、無理をして理想のカタチだけを追い求めないということ。きっちり、しっかりやるよりも、「とりあえずやろう」でいいんです。そうやって無理せずに続けることが大事。面倒だなと思いながら続けていても、いつかやめてしまうことになってしまいますよ。それではもったいない。「とりあえず」でいいから、毎日続けましょう。**目標は3カ月。**そこから習慣化がスタートすると言われています。そして**本当に定着するには半年。**それを目標に、「朝にやる」「無理をしない」で続けてください。

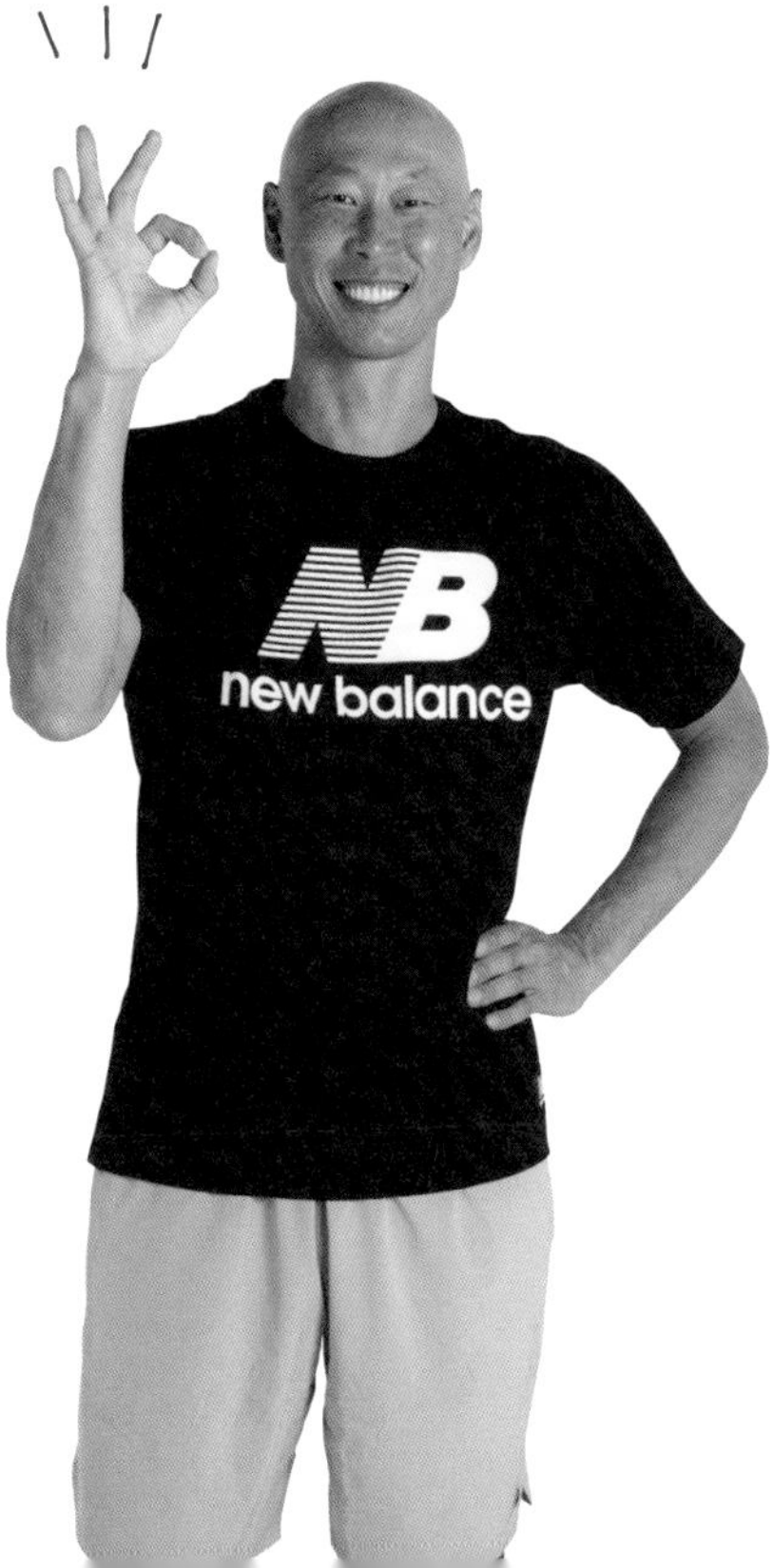

本書と動画の使い方

ひとつの体操につき、ひとつの見開きで完結。期待できる効果やポイントなどを詳細に紹介しています。すべての体操に、ひちょりが実践している動画があります。そちらも参考にしてください！

本書

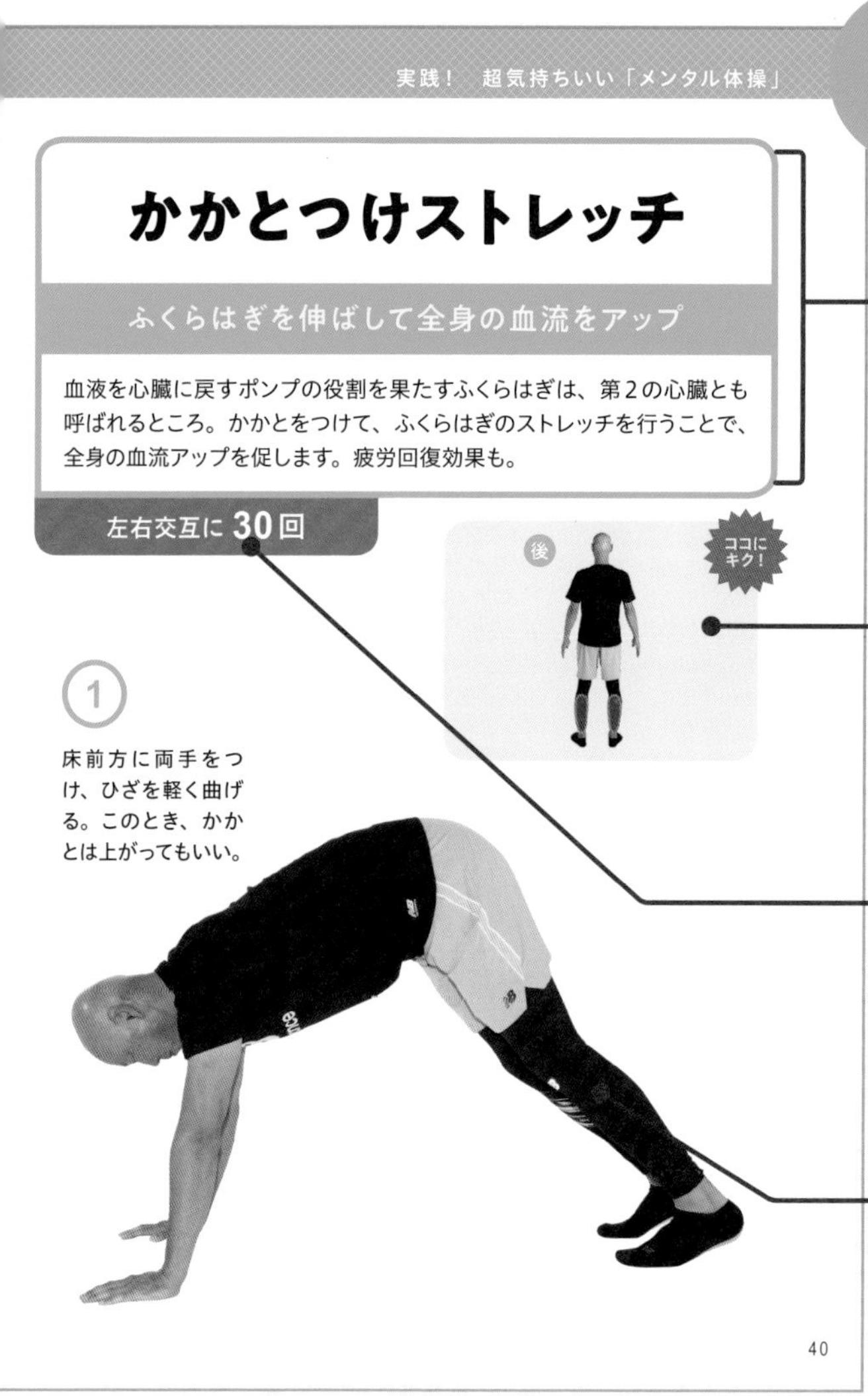
実践！　超気持ちいい「メンタル体操」

かかとつけストレッチ

ふくらはぎを伸ばして全身の血流をアップ

血液を心臓に戻すポンプの役割を果たすふくらはぎは、第2の心臓とも呼ばれるところ。かかとをつけて、ふくらはぎのストレッチを行うことで、全身の血流アップを促します。疲労回復効果も。

左右交互に 30回

後

ココにキク！

①

床前方に両手をつけ、ひざを軽く曲げる。このとき、かかとは上がってもいい。

40

体操の概要

どこを使って、どんな効果があるのか、体操の全体像がわかります。

効果的な部位

特に効果の期待できる部位を表示しています。体操するときもここを意識して。

目標回数

あくまでも目標として捉えて、自身のレベル、体調に合わせてOK。

動作の順序

写真の番号が順序。動きを理解するようじっくりとやってください。

Chapter 1
Chapter 2
Chapter 3
Chapter 4
Chapter 5

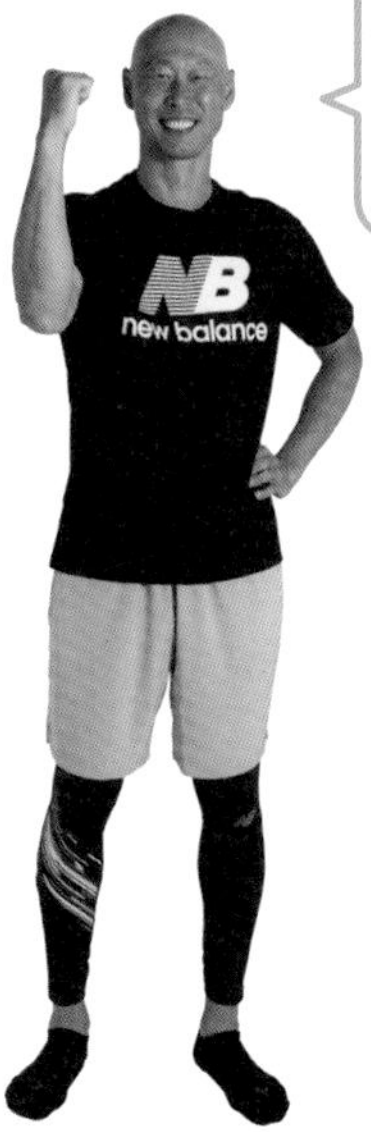

運動の苦手な人でも、写真や動画のままやればいいので安心!

OK&NG 例

動きのなかで気をつけるポイント、間違いやすい部分を解説しています。

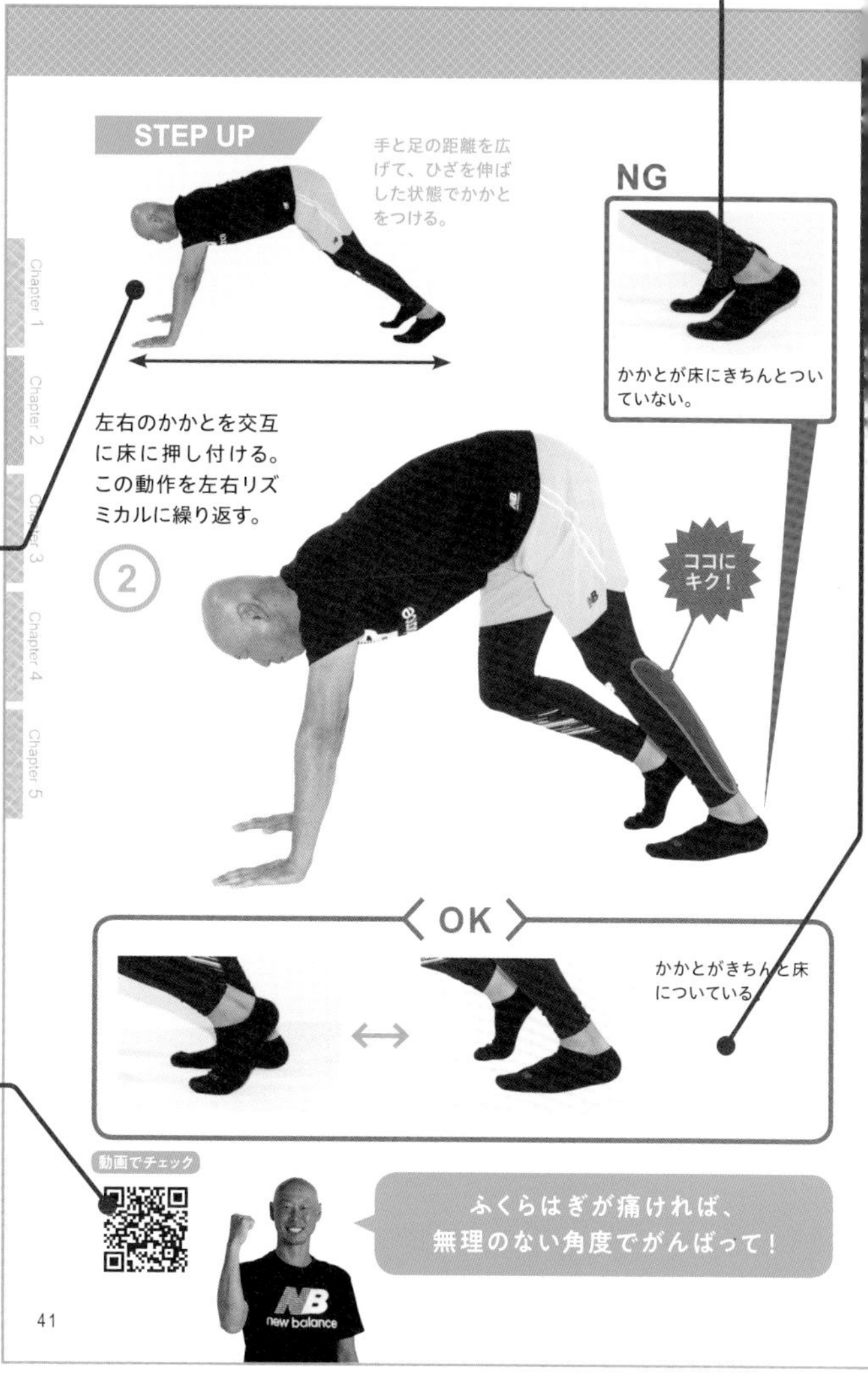
STEP UP
手と足の距離を広げて、ひざを伸ばした状態でかかとをつける。
NG
かかとが床にきちんとついていない。
左右のかかとを交互に床に押し付ける。この動作を左右リズミカルに繰り返す。
2
ココにキク!
OK
かかとがきちんと床についている。
動画でチェック
ふくらはぎが痛ければ、無理のない角度でがんばって!
41

STEP UP したいときは

より高度な動きを紹介しています。余裕が出てきたら挑戦してみてください。

動画でチェック

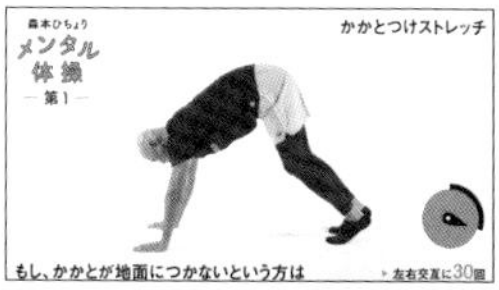

3

基本の姿勢を大事にしよう

まずは体操を始める前に姿勢をチェック！　ポイントは3つ。背中、顔、足です。正しい姿勢はカラダへの負担を少なくするだけでなく、メンタルを前向きにもしてくれます。普段から自分の姿勢を確かめてみてください。

●背中が伸びている

心配事などがあると、どうしても背中が丸まってしまいがち。胸を張るよりも背中が伸びていることを意識してください。

●顔が正面向き

下を向いていると猫背になり、腰にも負担をかけてしまいます。また、肩まわりの筋肉もこわばり、肩コリの原因にもなります。

●しっかり地面を押し込んで立つ

足の裏の「全体」で地面を押し込むイメージで。足の内側や外側、つま先やかかとなど、1カ所に力が偏らないことがポイントです。

顔の向きを
チェック!

背中を
チェック!

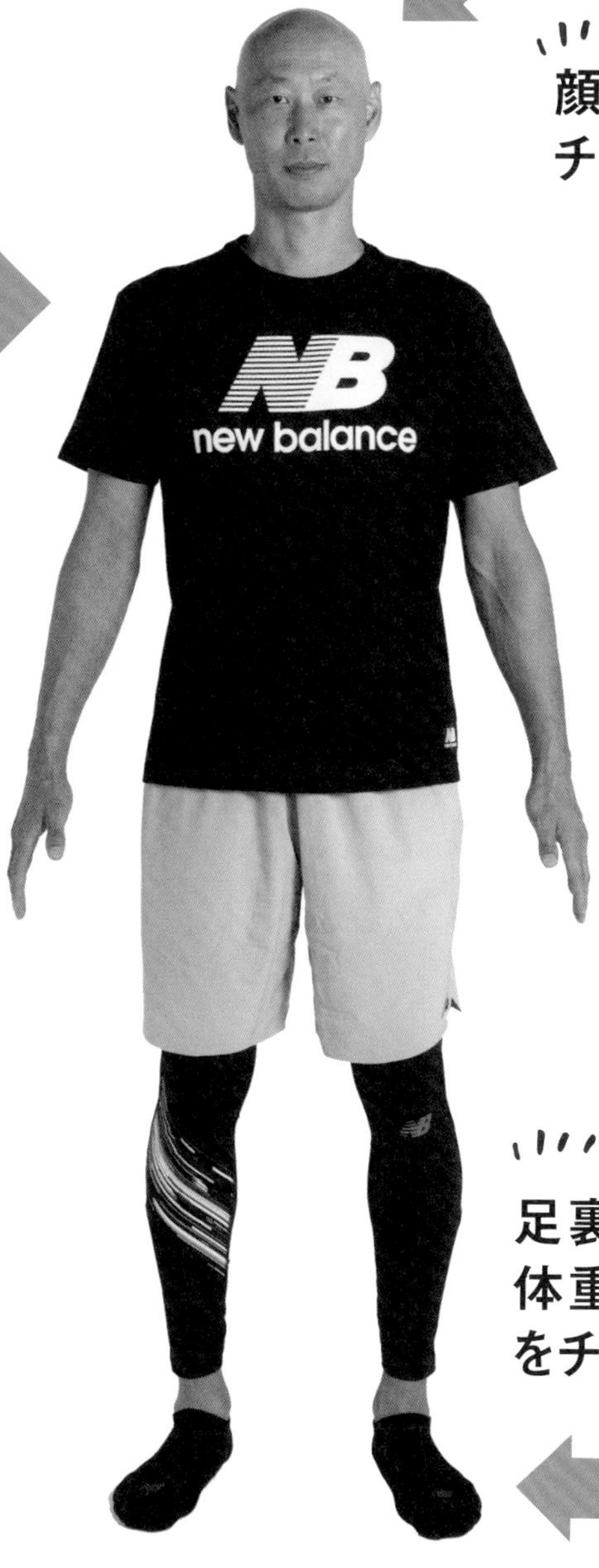

足裏への
体重のかかり方
をチェック!

メンタル体操第１の全体像

14ある第１体操の多くがストレッチ。柔軟性のアップは、美しい姿勢や疲れにくいカラダをつくるなど、いろいろな効果をもたらします。そして血行もよくなり、自然とメンタルも前向きに向かうはずです。

①かかとつけストレッチ

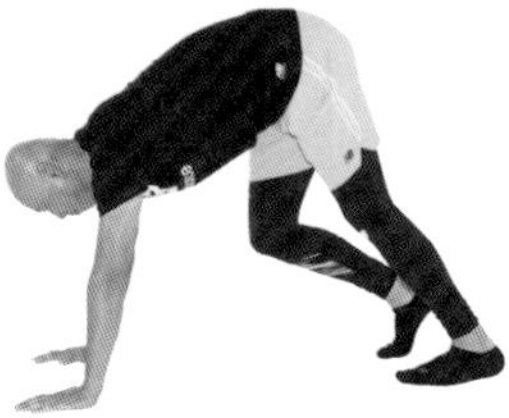

ふくらはぎのストレッチで全身の血流をアップ。

②あしつかみひざスイング

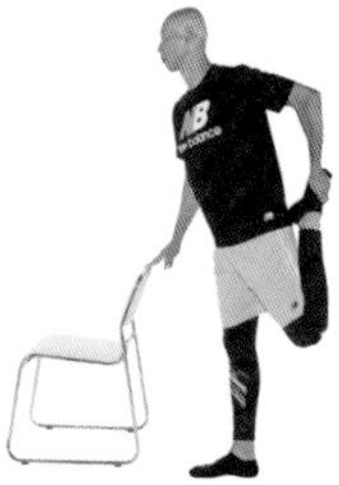

ももの付け根を伸ばしてメンタルを前向きに。

③考える人スペシャル

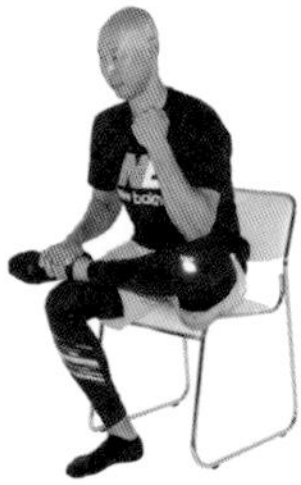

下半身の血流を改善して腰痛予防。

⑧MJ 立ち

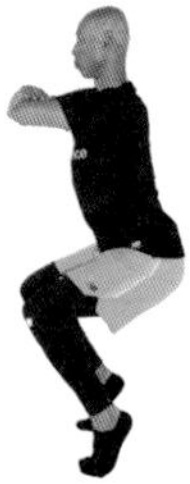

ふくらはぎと体幹を使って全身の血行を促進。

⑨カニダンス

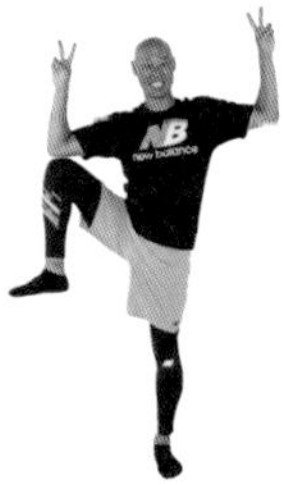

股関節を柔らかくして全身のバランスを調整。

⑩片足天井パンチ

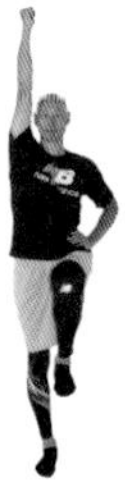

全身から余計な力が抜けて疲れにくいカラダに。

メンタル体操第1を通しでやりたい方は
こちらの動画をチェック

4

ひじ押し開脚

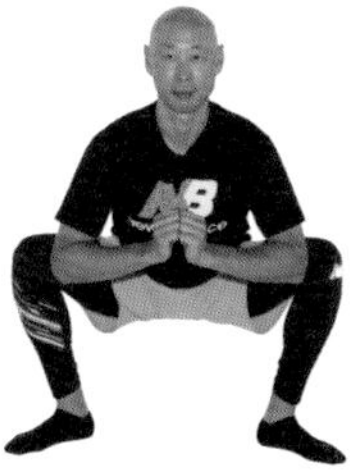

ひざが開けば、自然とメンタルも開いて快適に。

5

バンザイ！タオル

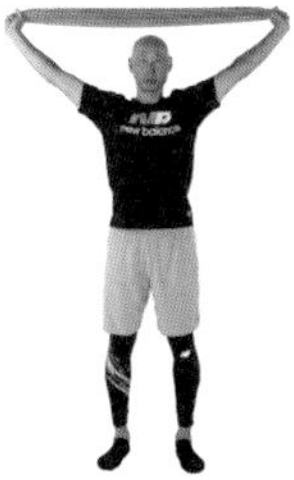

胸が広がり、いい呼吸ができるカラダに。

6

斜めグルグル！タオル

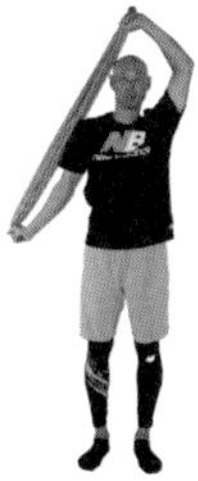

肩甲骨まわりのストレッチで肩コリを解消。

7

つま先&かかと立ち

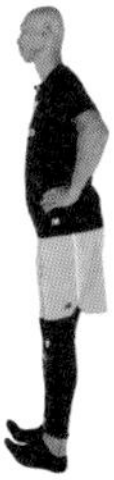

背すじの伸びた、まっすぐでキレイな姿勢をキープ。

11

肩グリグリ

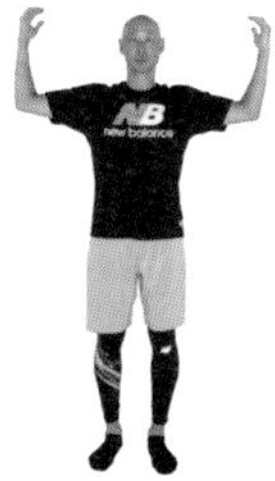

インナーマッスルから肩関節をほぐす。

12

猫ストレッチ

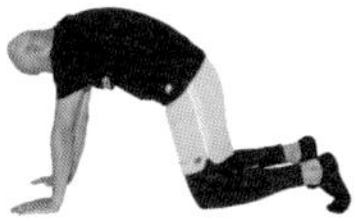

肩甲骨を動かして肩の筋肉をストレッチ。

13

くるぶしリズムタッチ

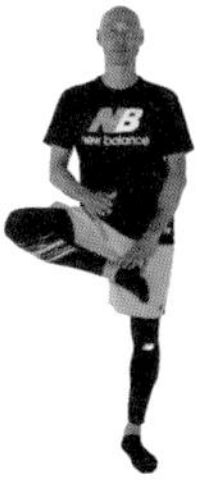

美しい立ち姿のために、股関節の筋肉を刺激する。

14

股関節グルグル

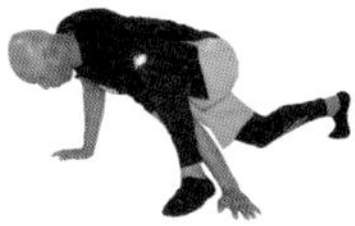

股関節をほぐしてカラダのスイッチをオン！

できない人は
この4つだけやってみよう

「朝は時間がない！」という人もいるかもしれません。そんな人は、ここで紹介する4つの体操だけでも実践してください。カラダを目覚めさせ、1日をラクに過ごせる体操です。

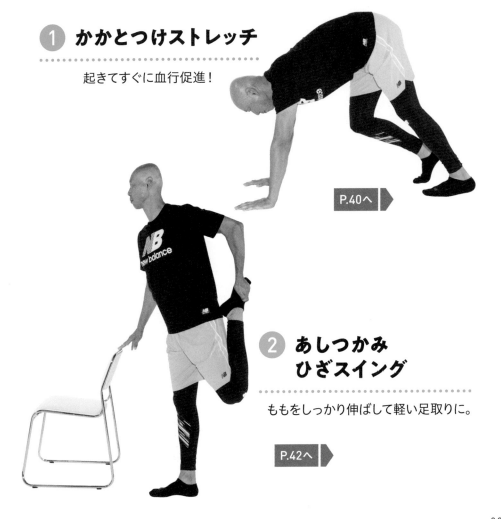

1 かかとつけストレッチ

起きてすぐに血行促進！

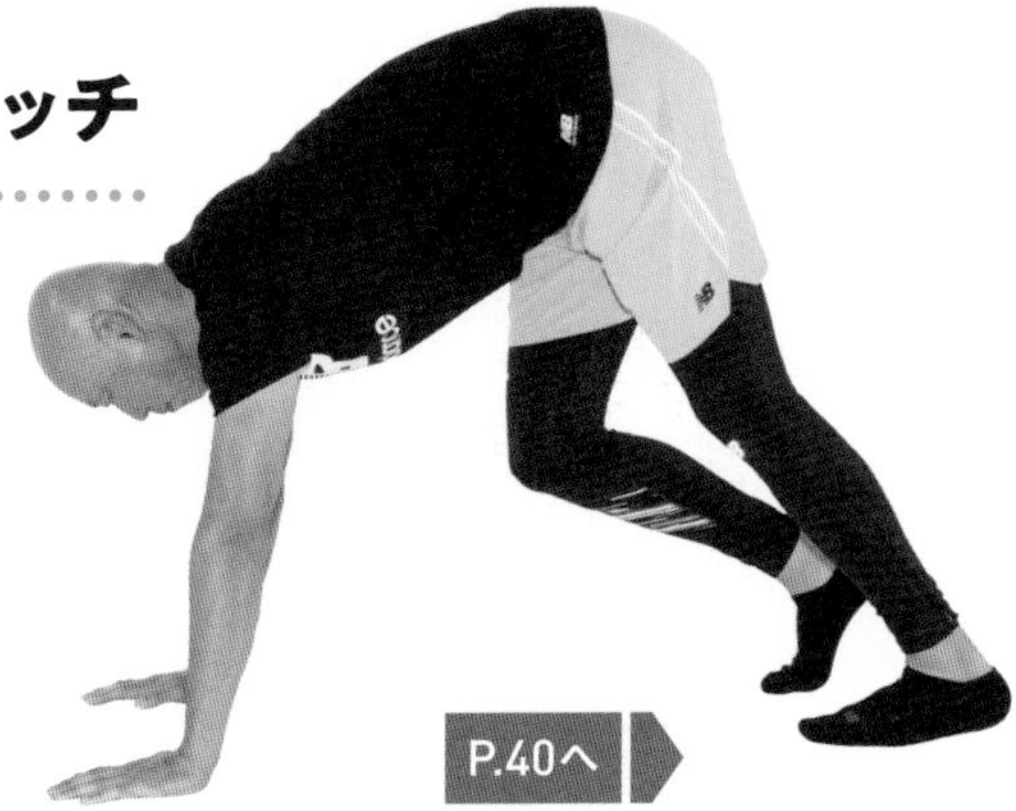

P.40へ

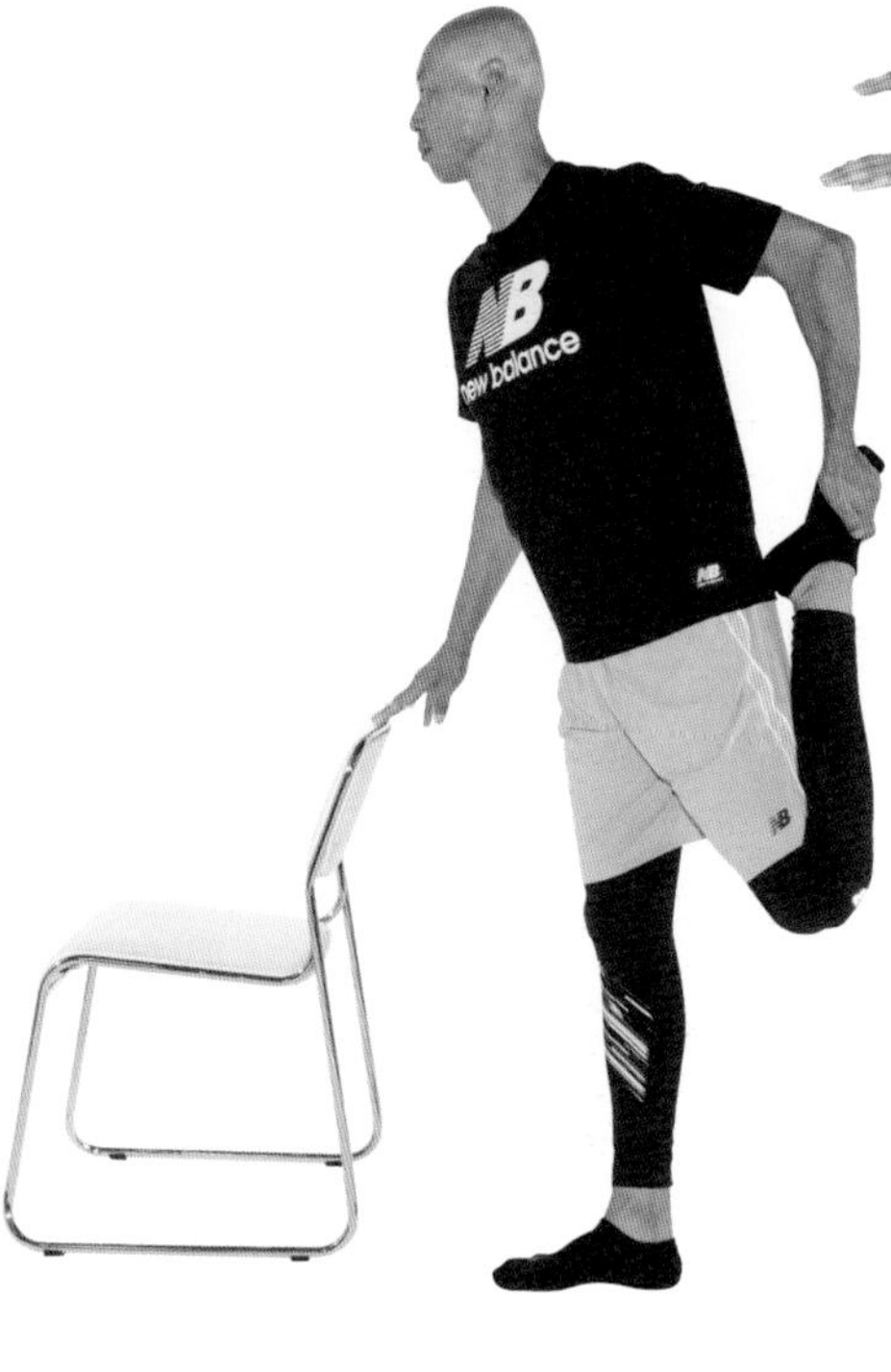

2 あしつかみ
ひざスイング

ももをしっかり伸ばして軽い足取りに。

P.42へ

③ 考える人スペシャル

イスに座ってお尻の柔軟運動。

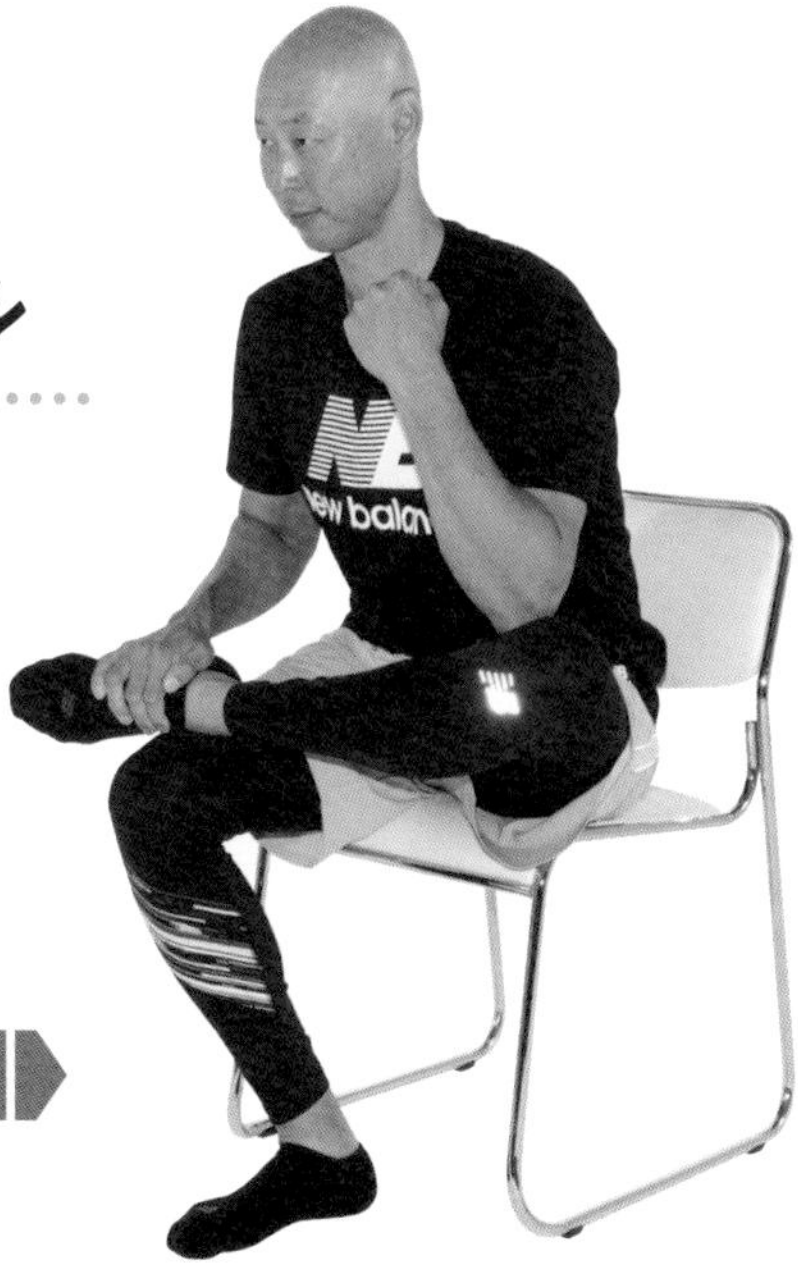

P.44へ

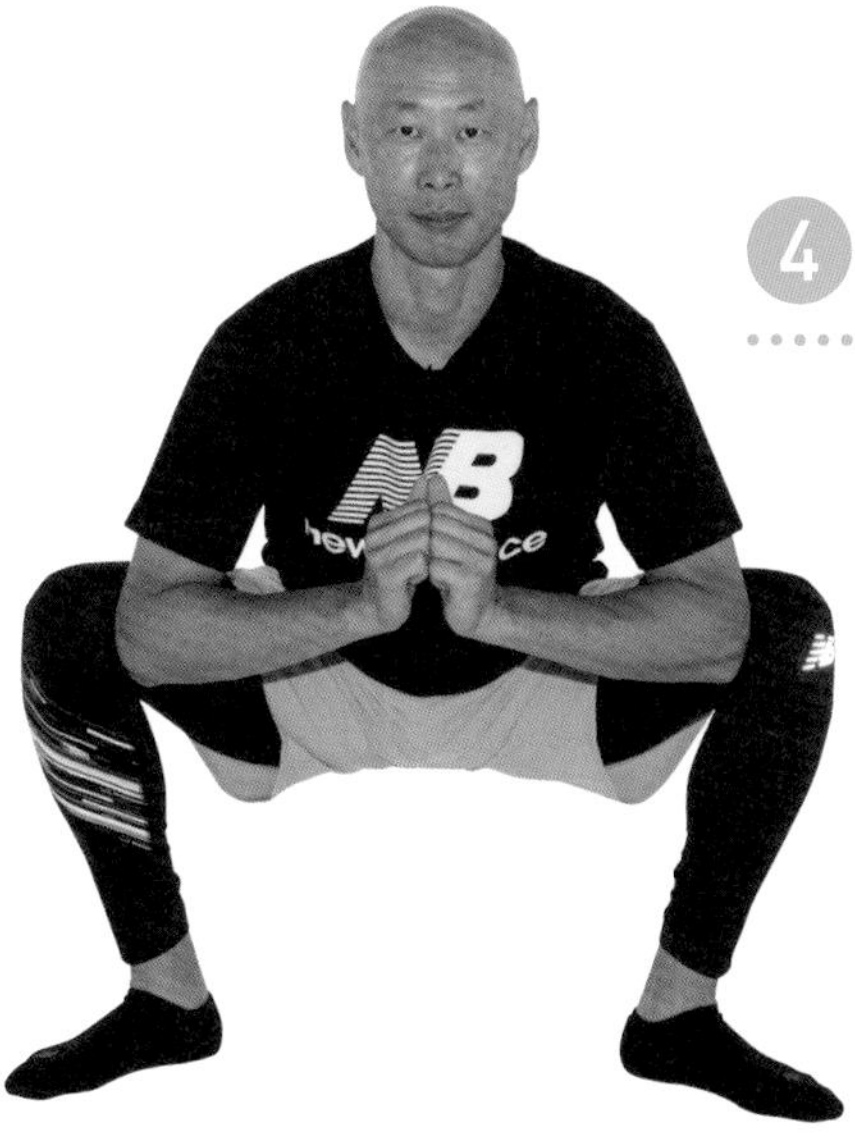

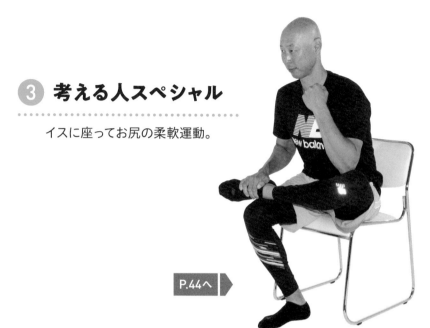

④ ひじ押し開脚

股関節を広げて動きやすく！

P.46へ

かかとつけストレッチ

ふくらはぎを伸ばして全身の血流をアップ

血液を心臓に戻すポンプの役割を果たすふくらはぎは、第2の心臓とも呼ばれるところ。かかとをつけて、ふくらはぎのストレッチを行うことで、全身の血流アップを促します。疲労回復効果も。

左右交互に 30 回

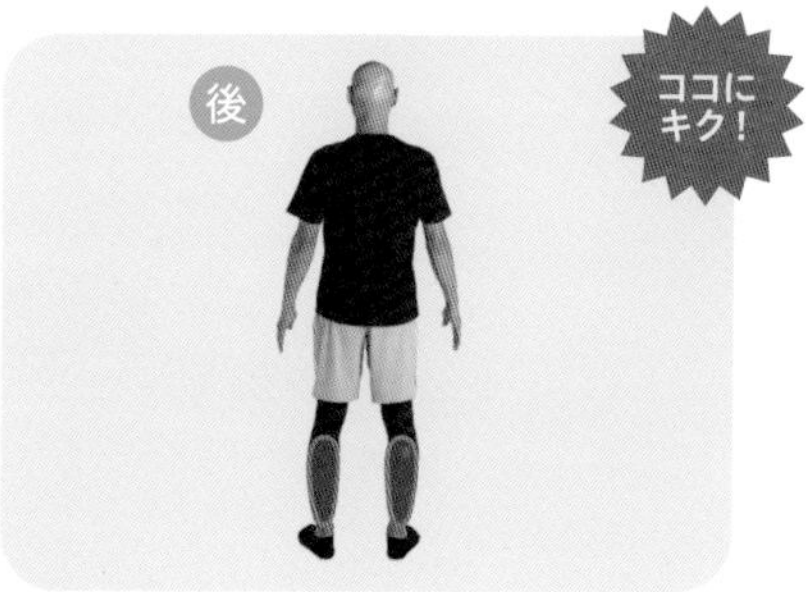

1

床前方に両手をつけ、ひざを軽く曲げる。このとき、かかとは上がってもいい。

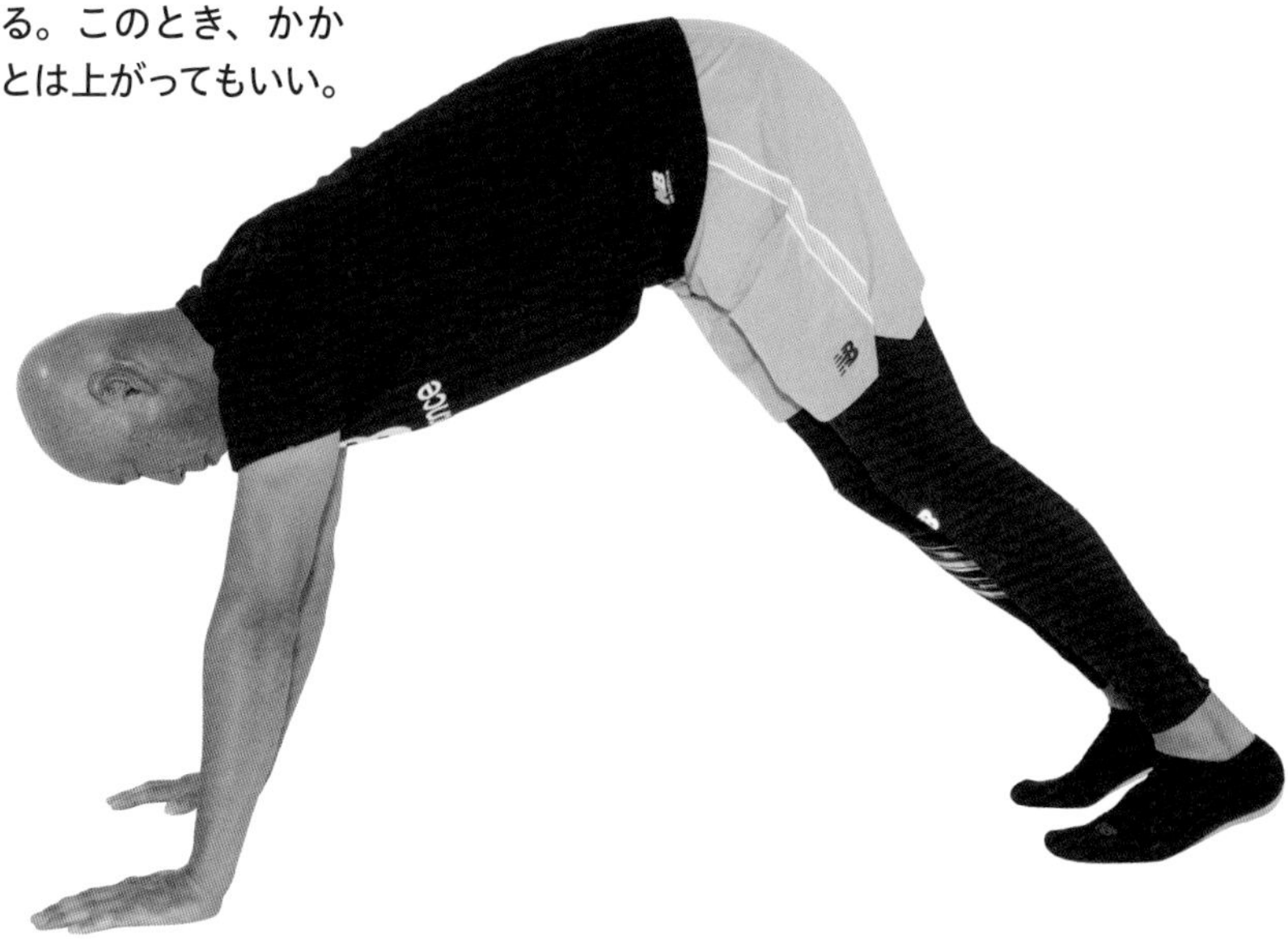

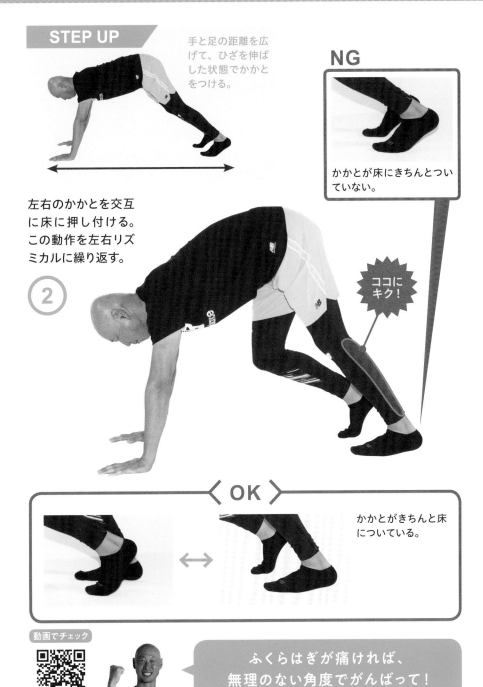

STEP UP

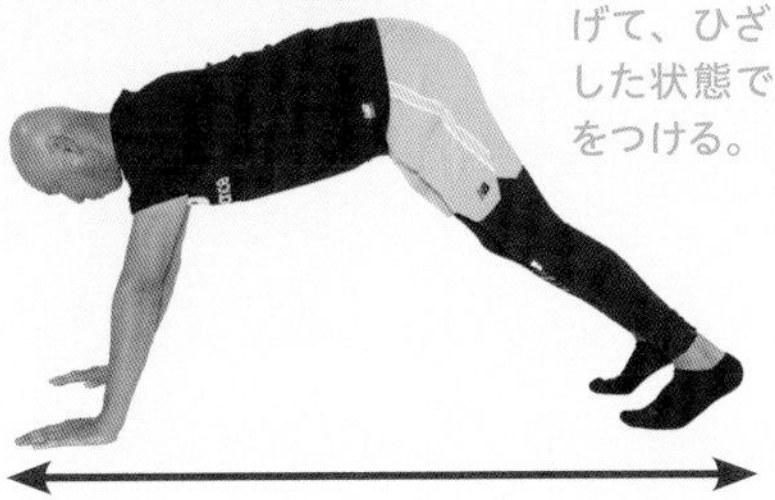

手と足の距離を広げて、ひざを伸ばした状態でかかとをつける。

NG

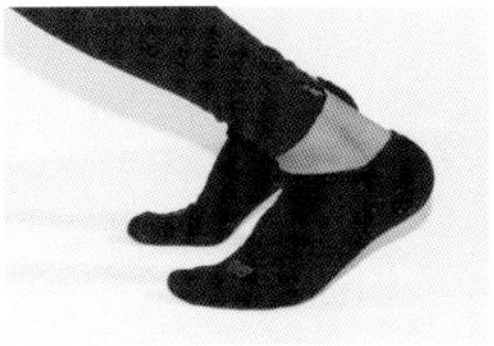

かかとが床にきちんとついていない。

左右のかかとを交互に床に押し付ける。この動作を左右リズミカルに繰り返す。

②

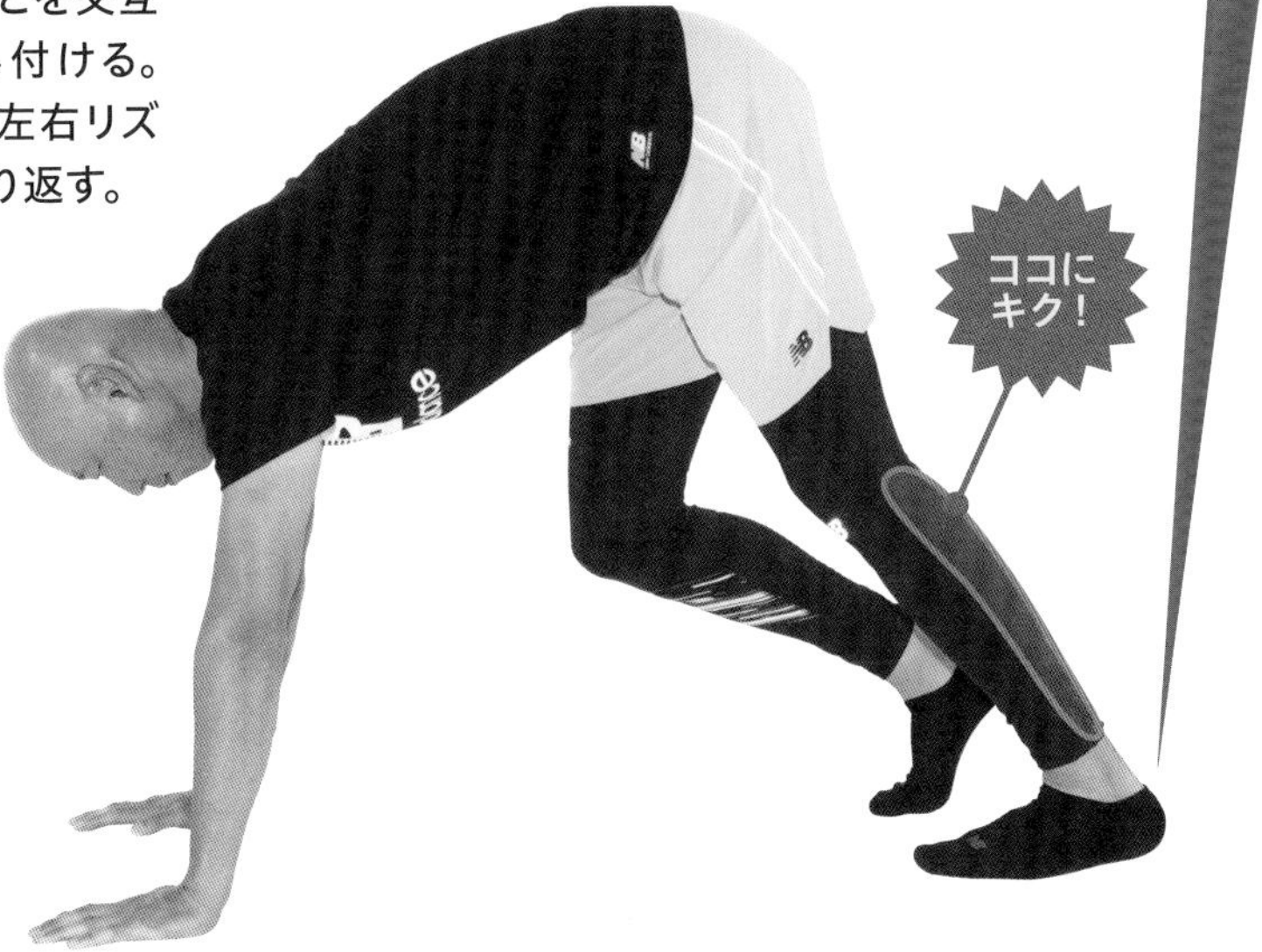

OK

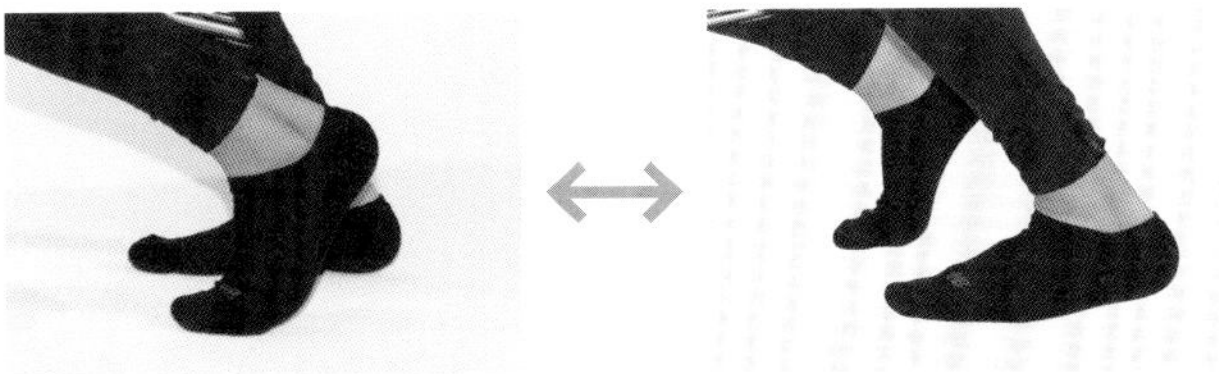

かかとがきちんと床についている。

動画でチェック

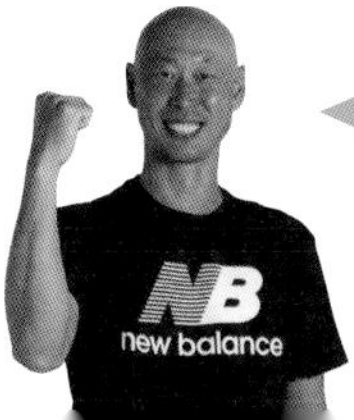

ふくらはぎが痛ければ、
無理のない角度でがんばって!

あしつかみひざスイング

カラダの前側を伸ばして、前向きに

ももの前面のストレッチです。実はカラダの前面のストレッチは数が多くありません。ももの付け根が伸びることで腰痛改善効果が期待でき、メンタルも前向きになれます。

左右各 15スイング

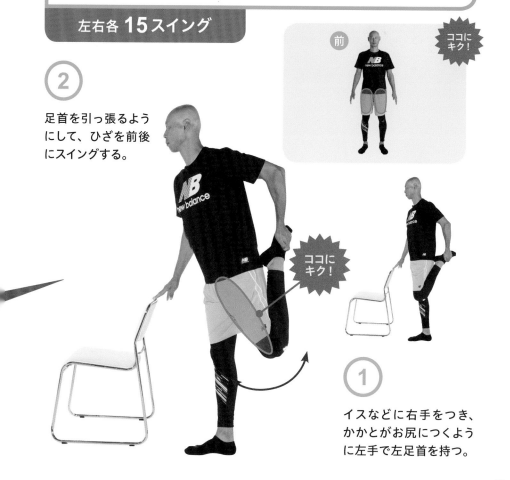

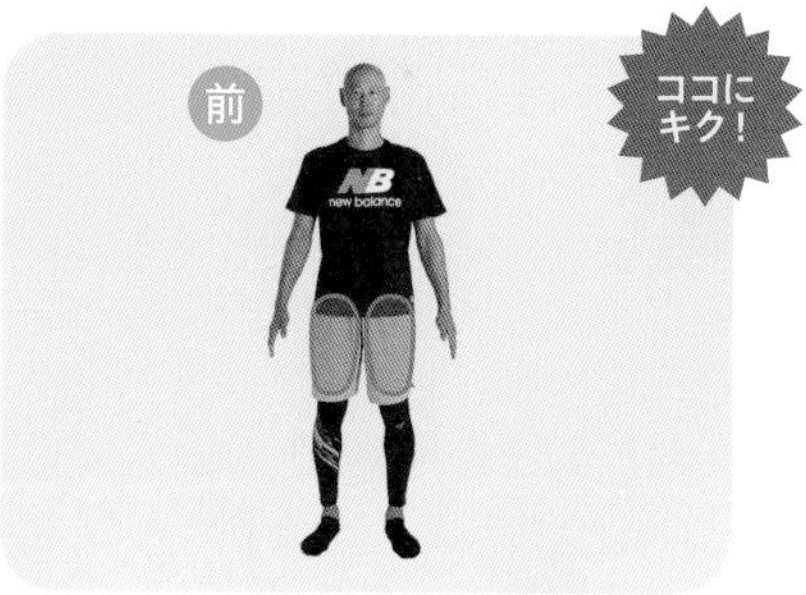

2

足首を引っ張るようにして、ひざを前後にスイングする。

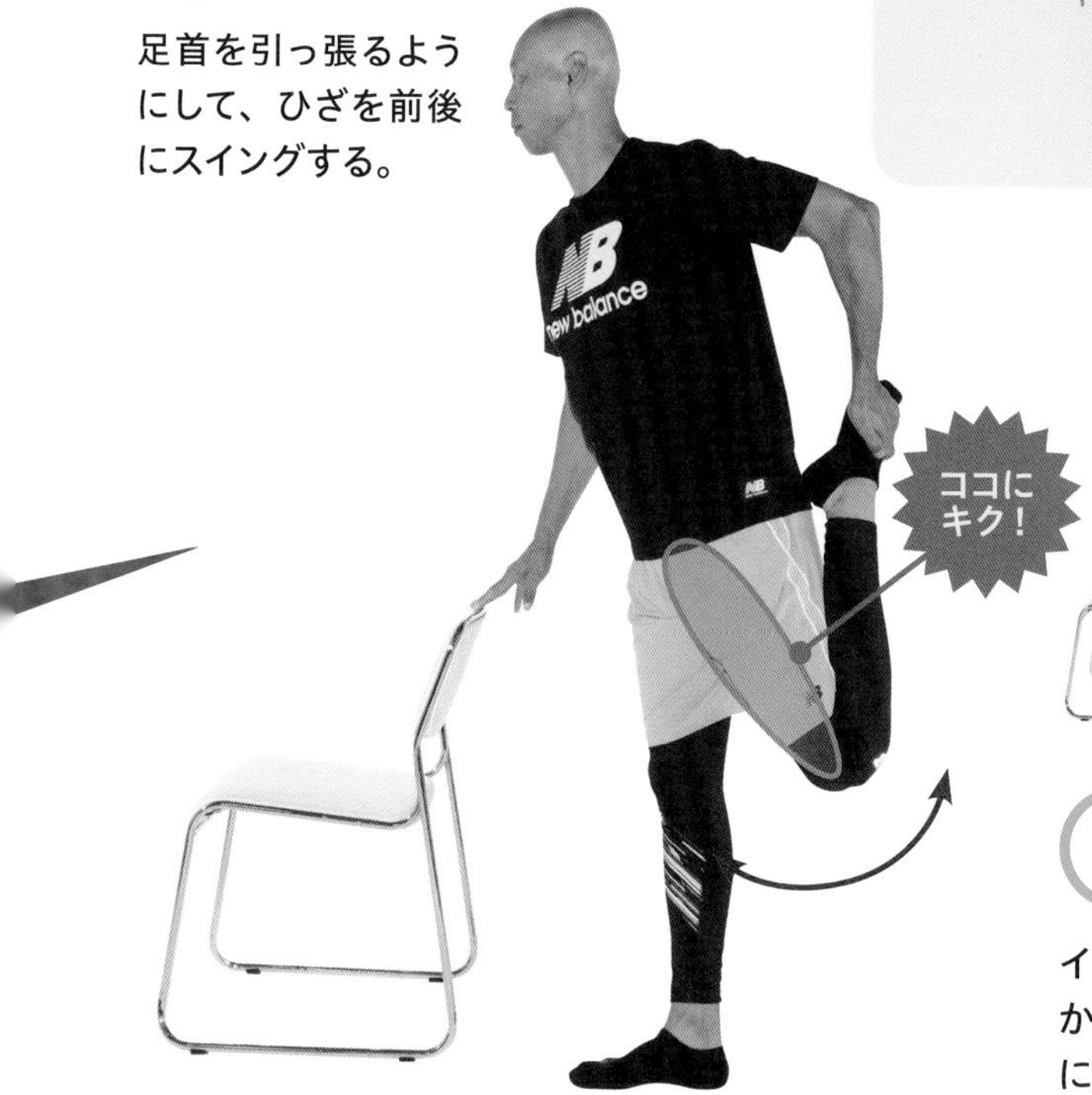

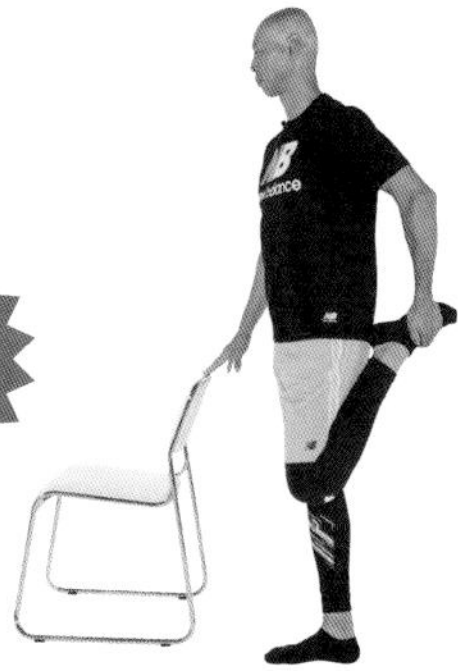

1

イスなどに右手をつき、かかとがお尻につくように左手で左足首を持つ。

②
（正面から）

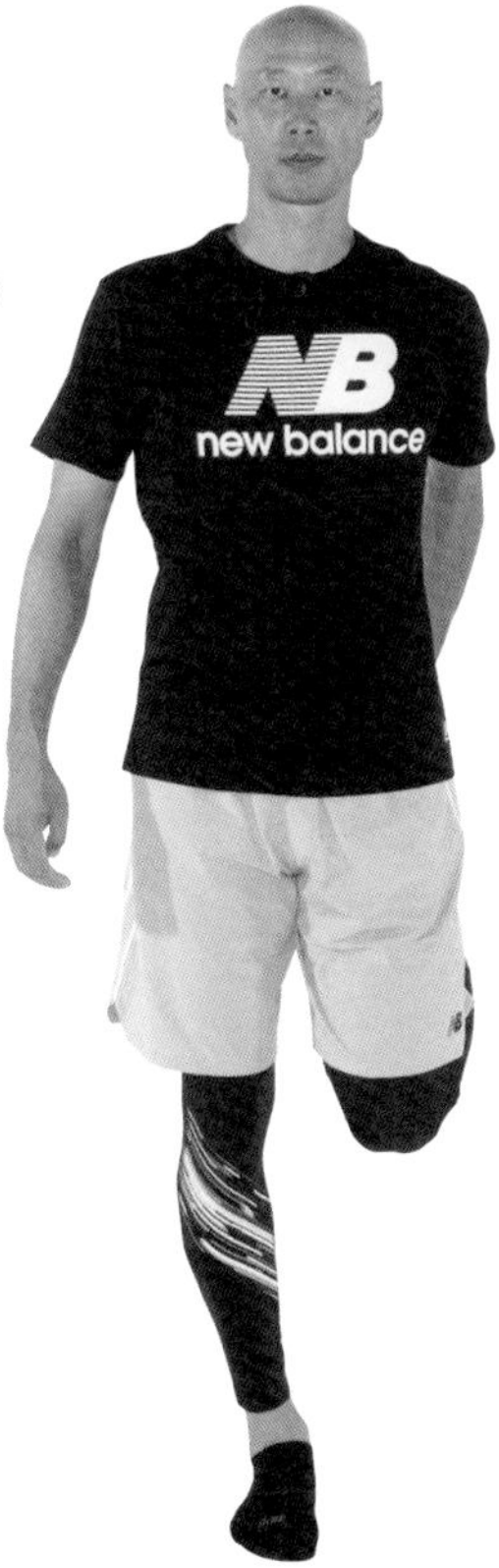

NG

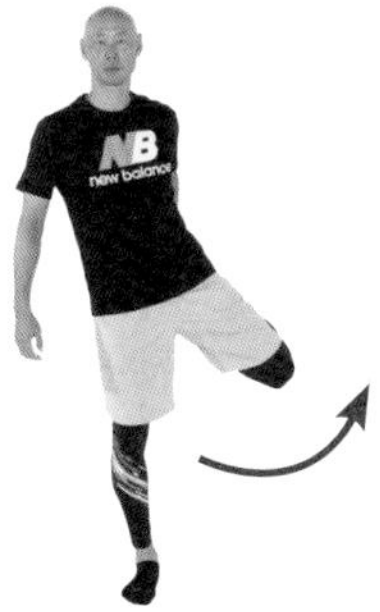

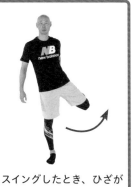

スイングしたとき、ひざが
外側に開いてしまう。

STEP UP

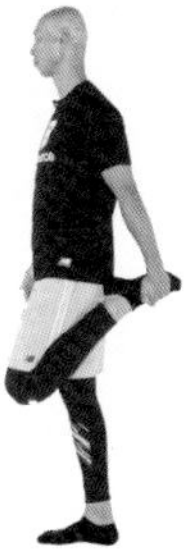

イスなどに手を
つかずにスイン
グする。
カラダのバラン
スに注意。

NG

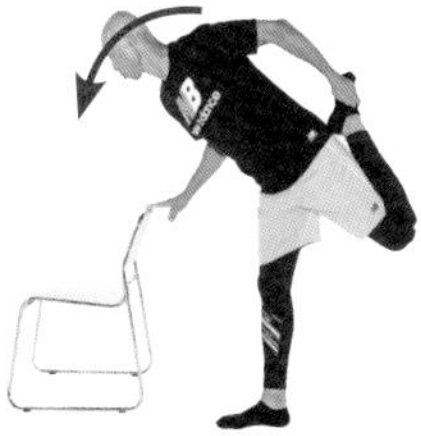

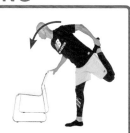

スイングするときに上体が
前傾してしまう。

動画でチェック

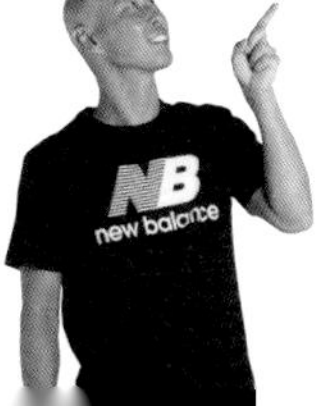

股関節の可動域も広がって、
歩く姿がキレイになるかも!?

考える人スペシャル

ロダンのポーズでお尻をほぐして腰痛予防

お尻のストレッチで血行を促進。硬くなっていたお尻がほぐれ、股関節の可動域も広がります。下半身全体の血流も改善し、腰痛予防にもつながります。

左右各 15回押す

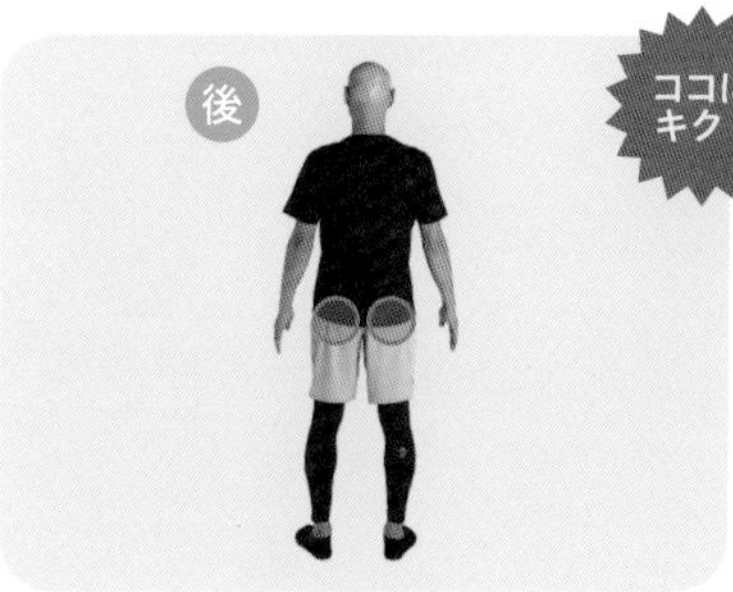

ココにキク！

①

イスに浅く腰掛け、左足首を右ひざにのせる。

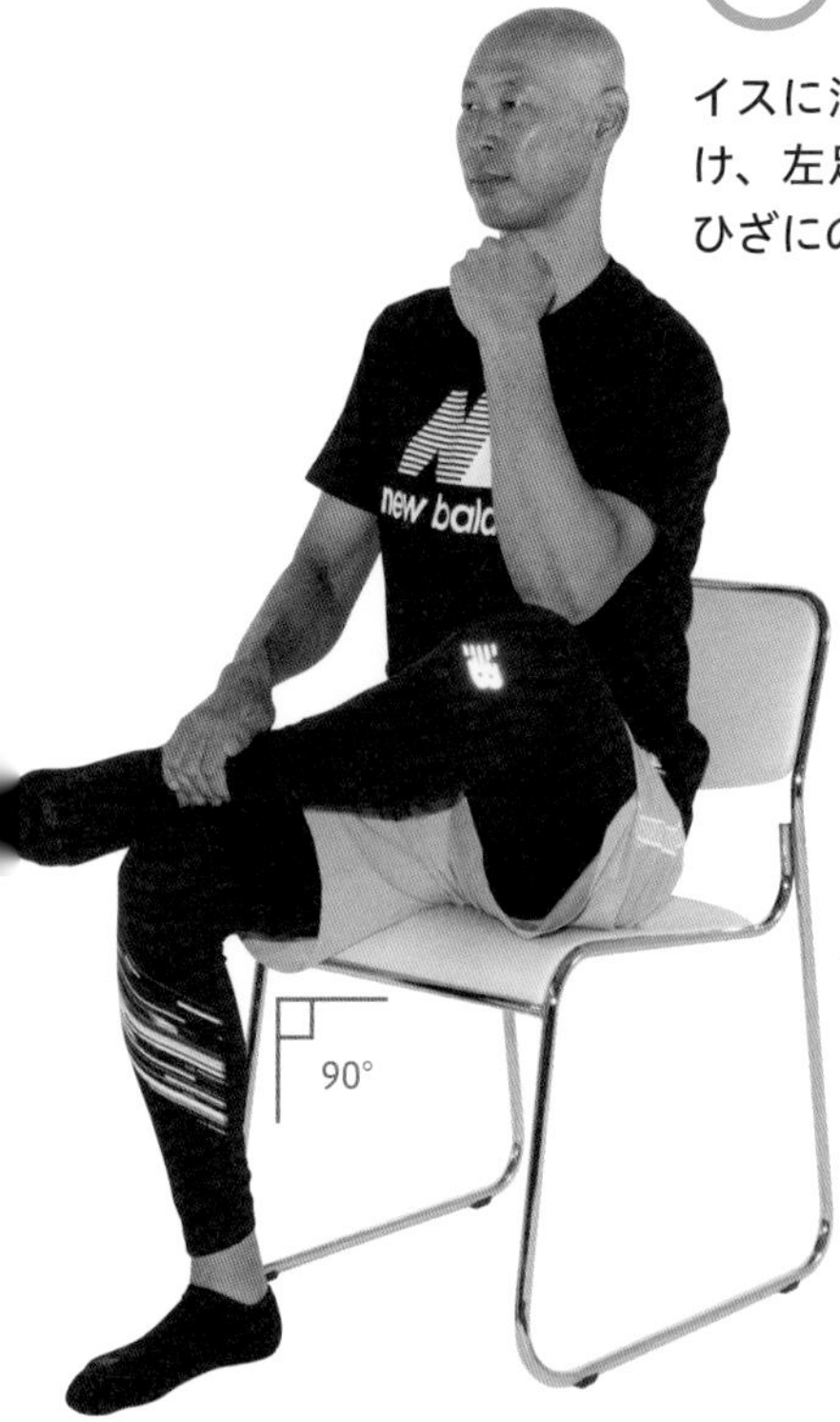

〈OK〉

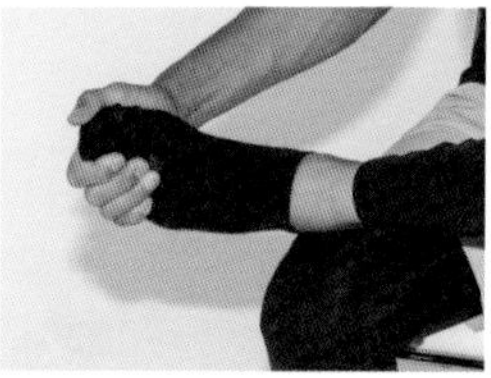

外くるぶしをひざの上にのせる。

NG

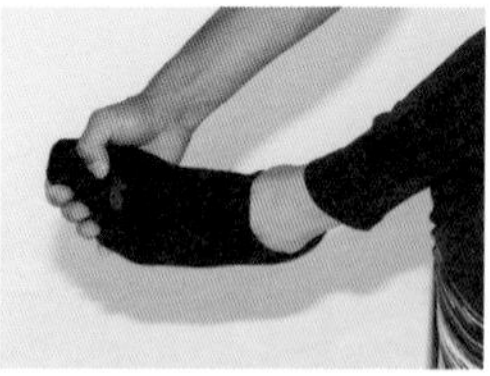

すねがひざの上にのってしまう。

STEP UP

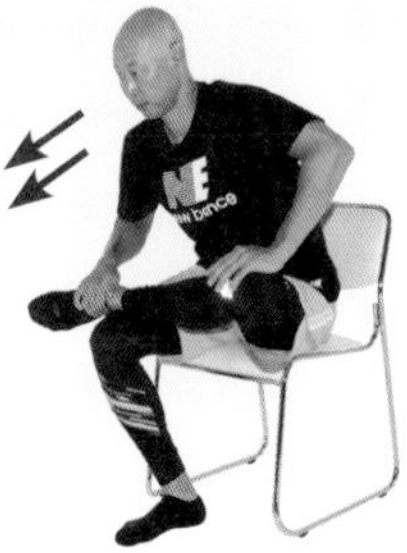

上半身を伸ばしたまま腰から前に倒す。大臀筋《だいでんきん》全体のストレッチにも。

2

ひざをひじで真下に押し込みながら前傾姿勢に。このとき左側のお尻が伸びていることを意識する。

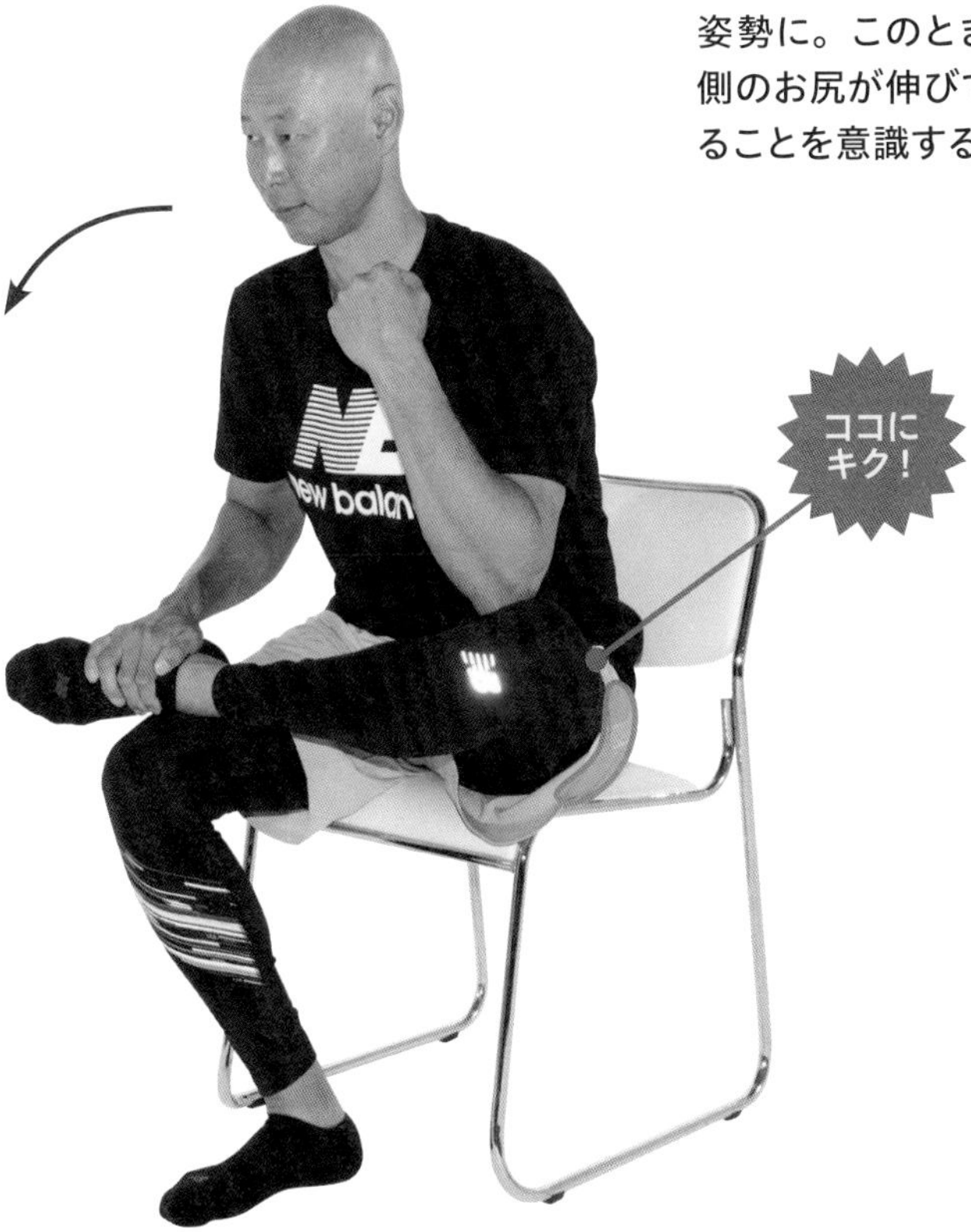

動画でチェック

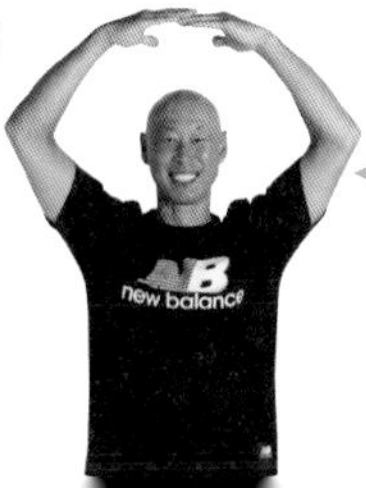

お尻ってけっこう見られているもの。だからこれで美尻をつくっちゃって！

ひじ押し開脚

ひざが開くとメンタルも開く

お尻をどっしりと落として、ひじでひざを押し広げるストレッチです。ひざが開くとメンタルも自然と上がるうえに、腰痛改善にも効果的です。足の幅は自分のお尻をいちばん落とせるポジションで。

30回

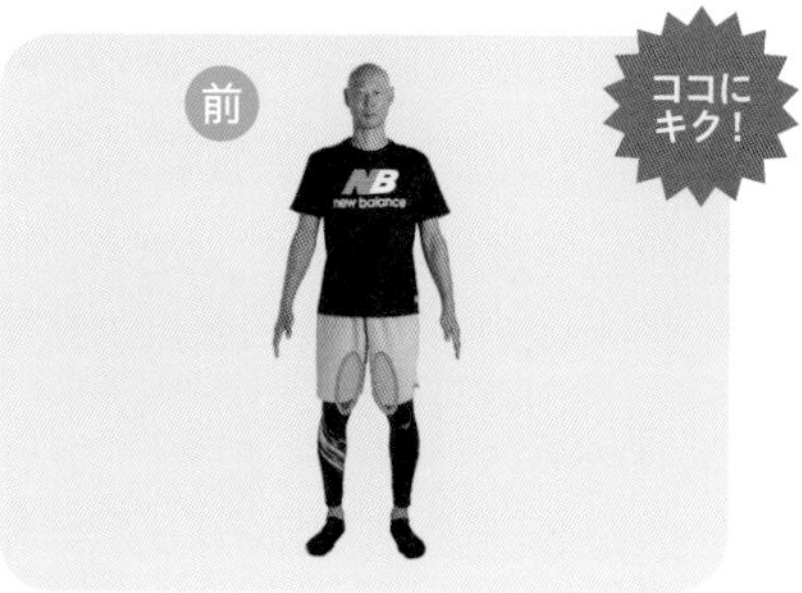

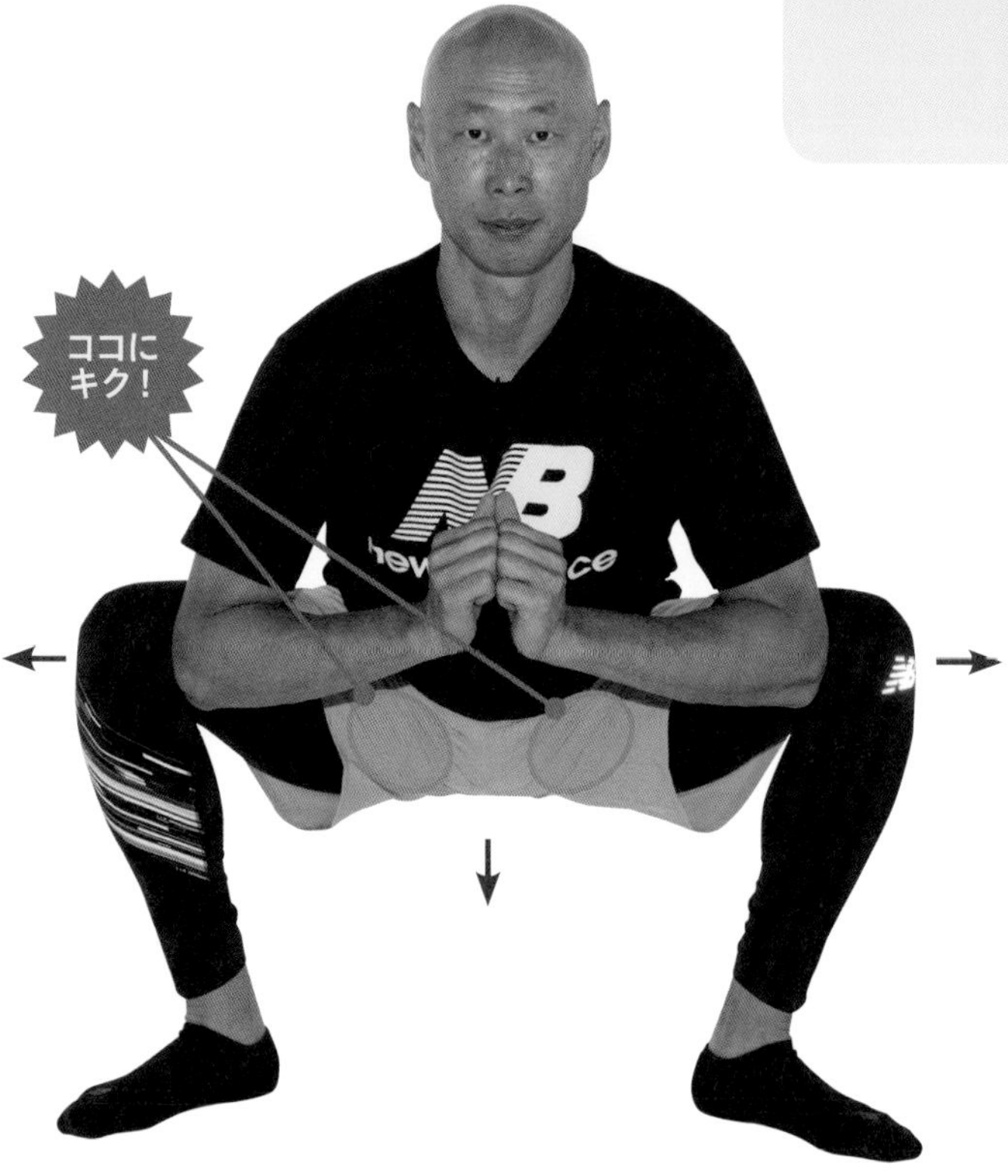

①

脚を開いて、腰を落とす。このときお尻を小刻みに上下に動かす。

STEP UP

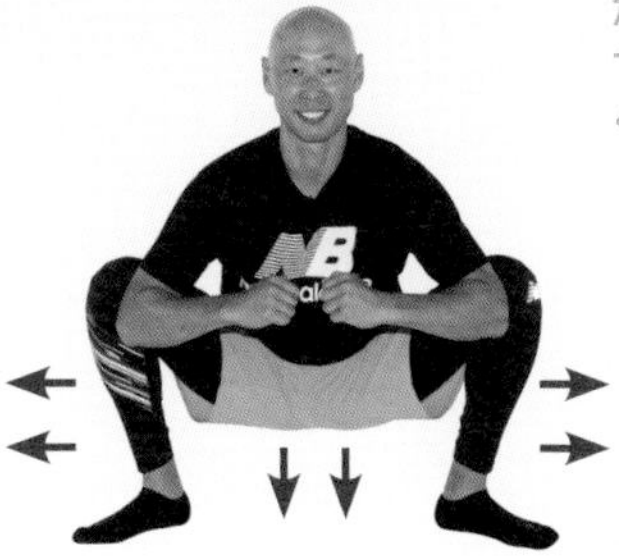

脚とひざをできるだけ大きく開いて、腰をさらに深く落とす。

NG

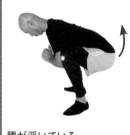

腰が浮いている。

①
（横から）

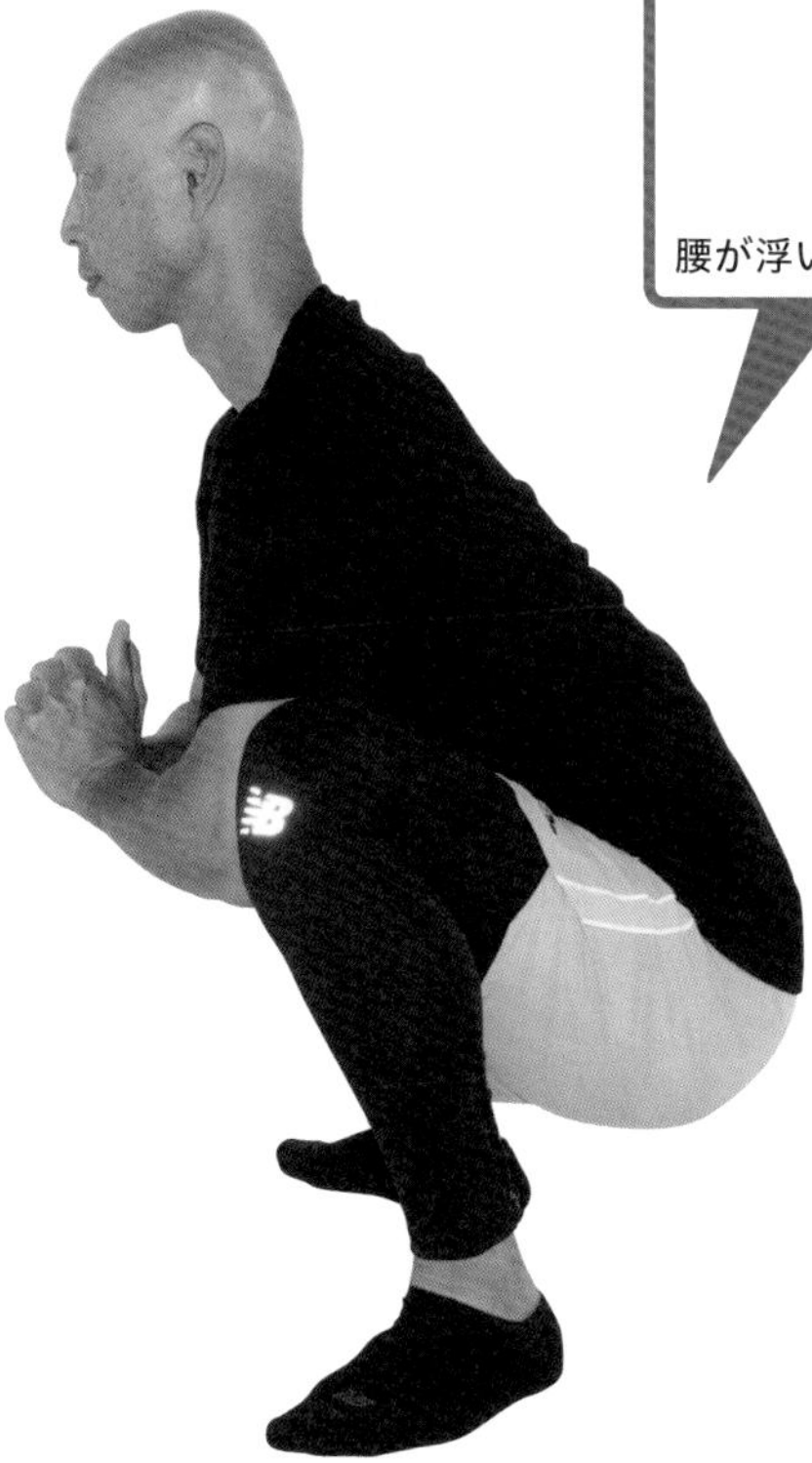

動画でチェック

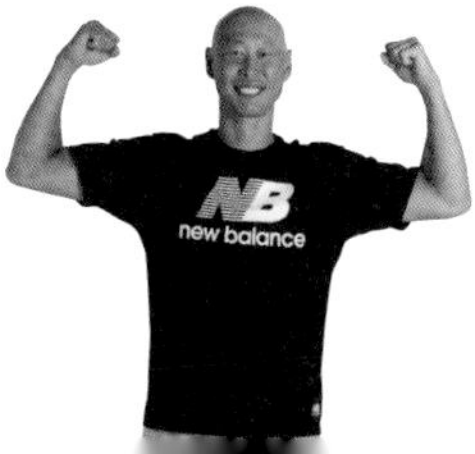

最初はきつくても、毎日続ければ
きっと柔らかくなるはず。

バンザイ！ タオル

胸を開いて疲れにくいカラダに

タオルを前後に回すことで肩甲骨まわりの筋肉をほぐします。同時に大胸筋を伸ばす効果もあり。胸が開くと、いい呼吸ができるようになり、疲れにくいカラダにもつながります。肩コリに悩む人にもオススメ。

前後 10 往復

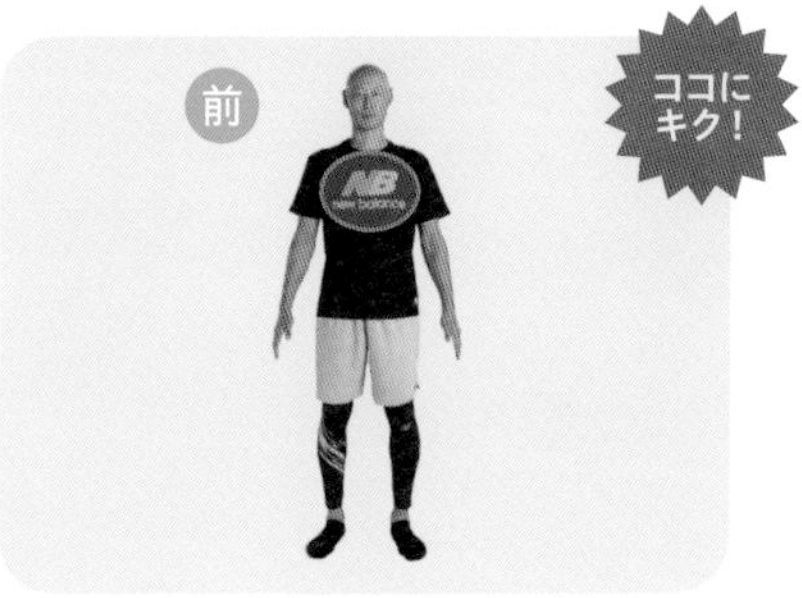

NG

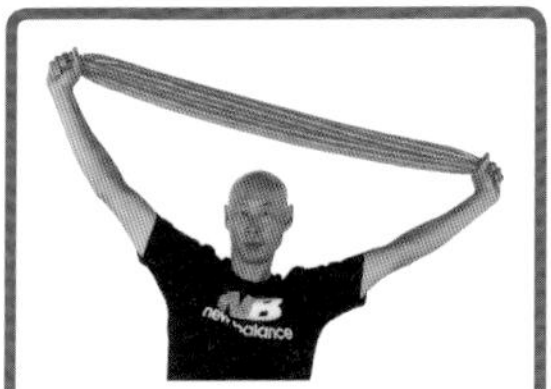

どちらかの肩が上がってしまう。

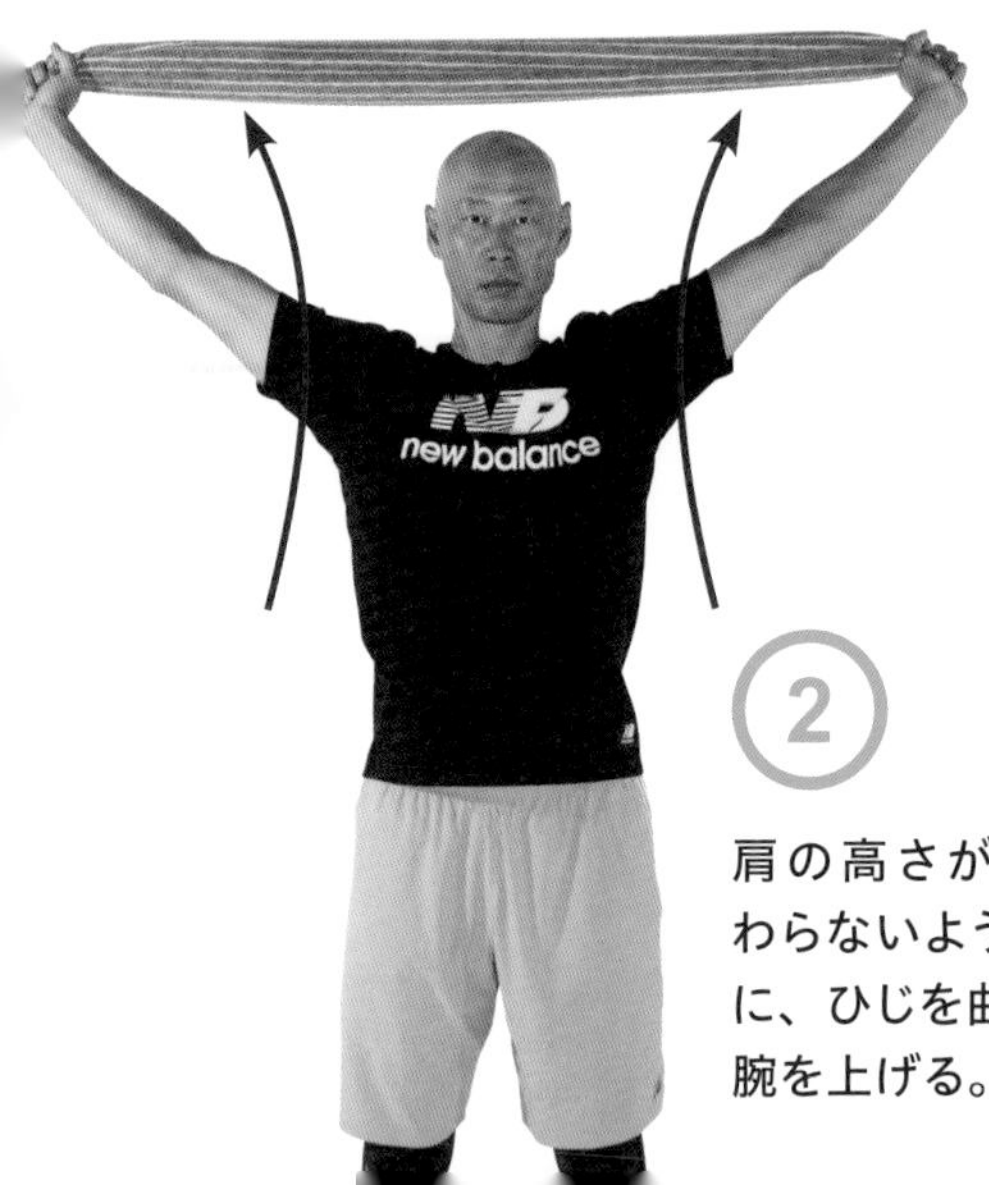

1

腕を広げ、タオルの両端を持つ。

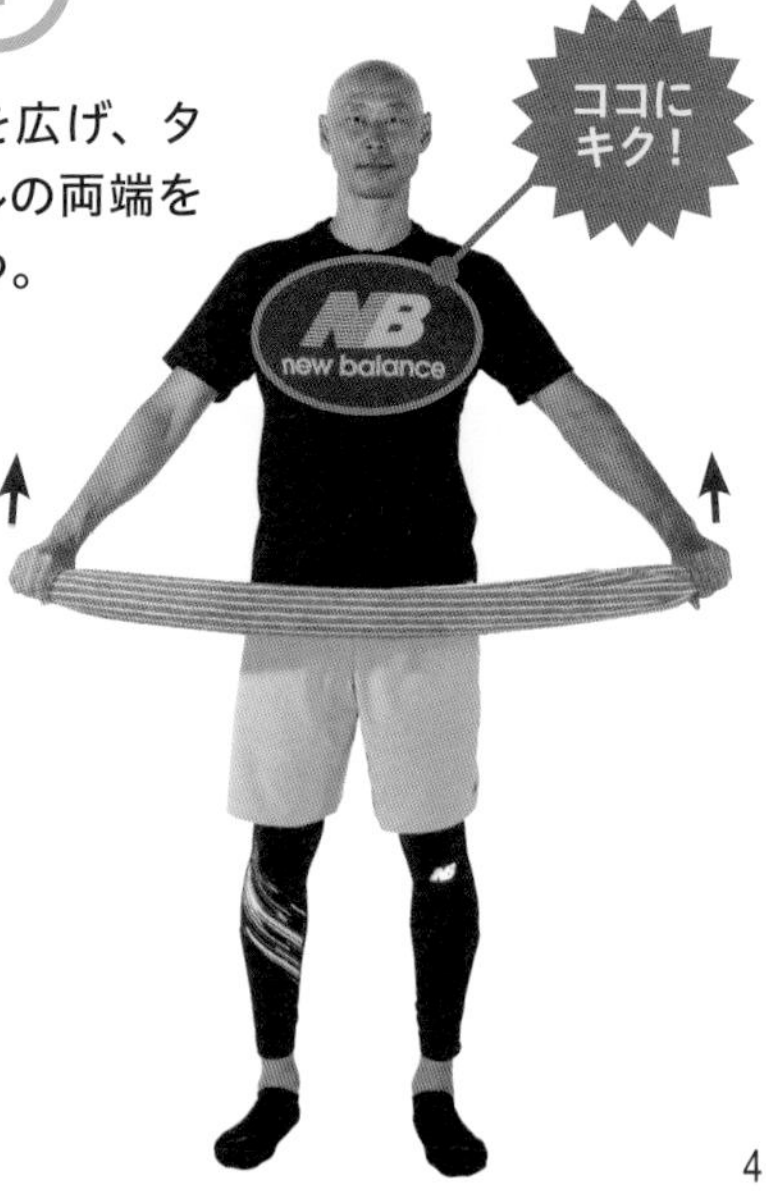

2

肩の高さが左右変わらないように同時に、ひじを曲げず両腕を上げる。

STEP UP

タオルを持つ幅を
狭めてみる。

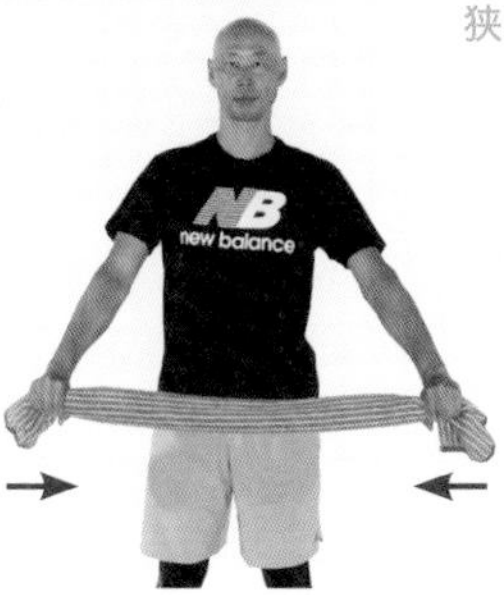

3

右腕と左腕を同時にカラダ
の後ろ側に回す。

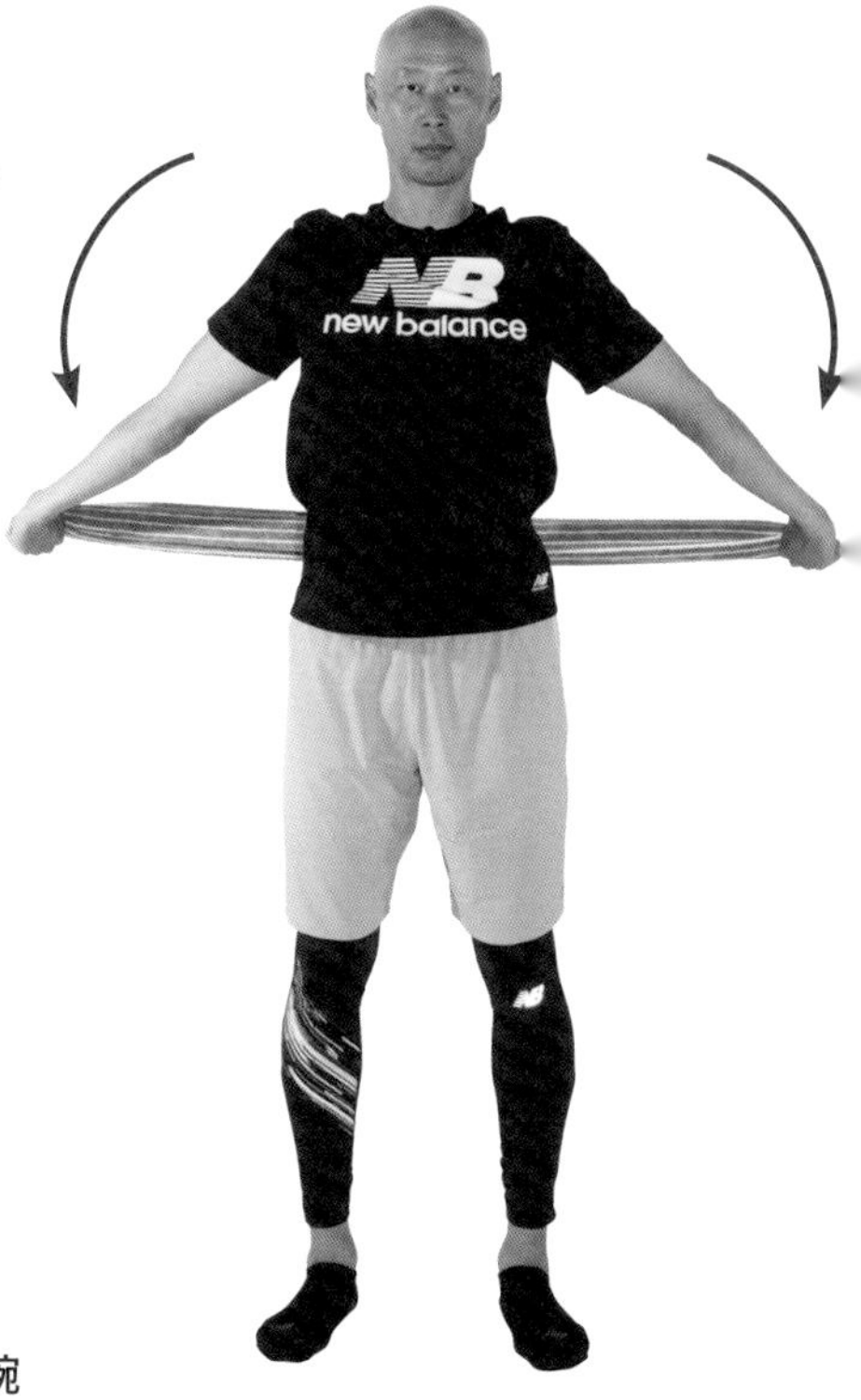

NG

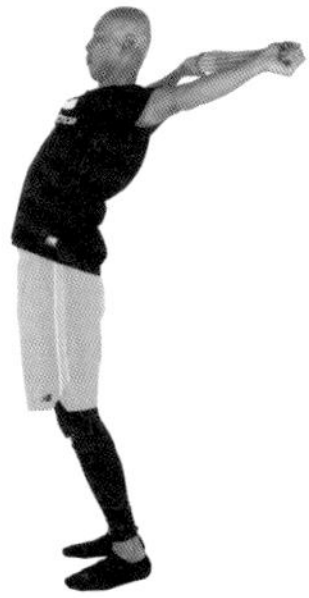

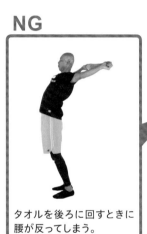

タオルを後ろに回すときに
腰が反ってしまう。

3 （横から）

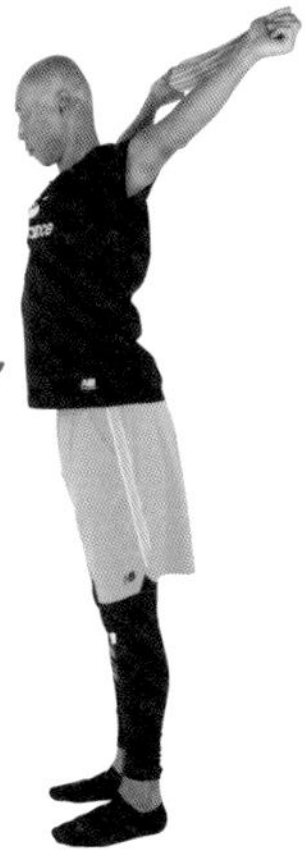

4

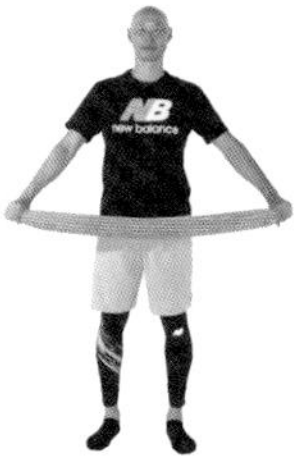

同じようにして両腕
を前側に戻す。

動画でチェック

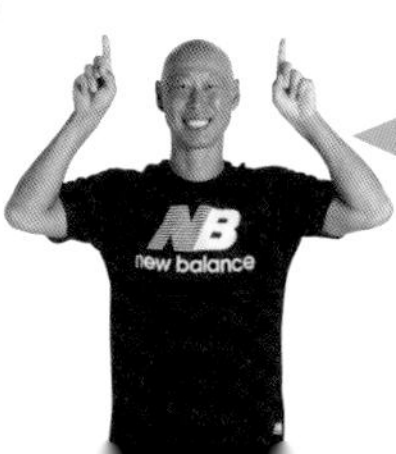

「肩を回す」ことって
あまりないので、ぜひやってみて!

斜めグルグル！ タオル

肩のまわりをほぐしてコリを予防

肩甲骨まわりのストレッチを行い、血行・代謝をアップすることで、肩コリの解消や予防に。タオルをカラダから離して動かすと、脇腹のストレッチにも。

左右各 5回転

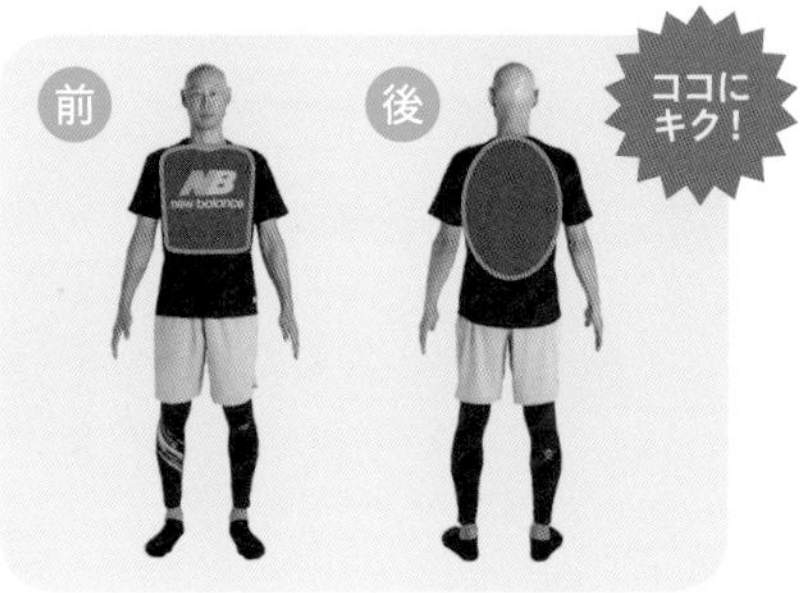

NG

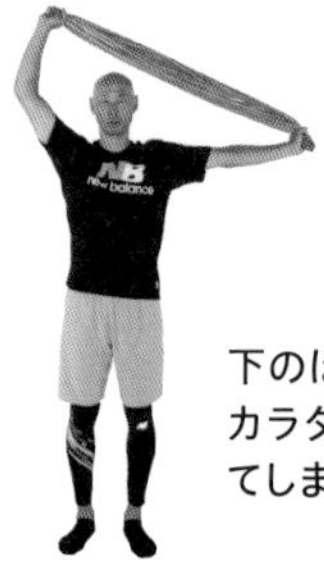

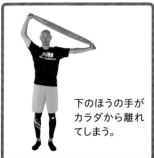

下のほうの手がカラダから離れてしまう。

①

腕を広げ、タオルの両端を持つ。

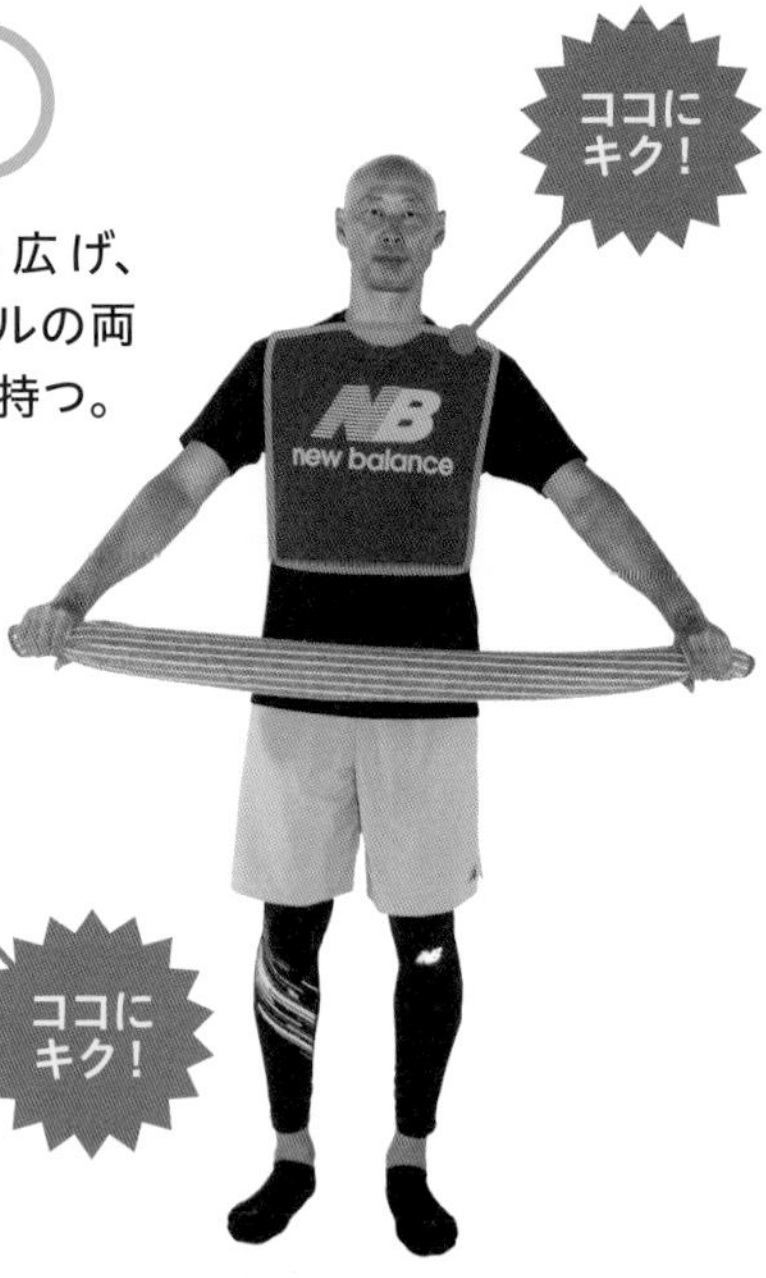

②

左手は下にキープしたまま、右手を前から頭の上まで上げる。

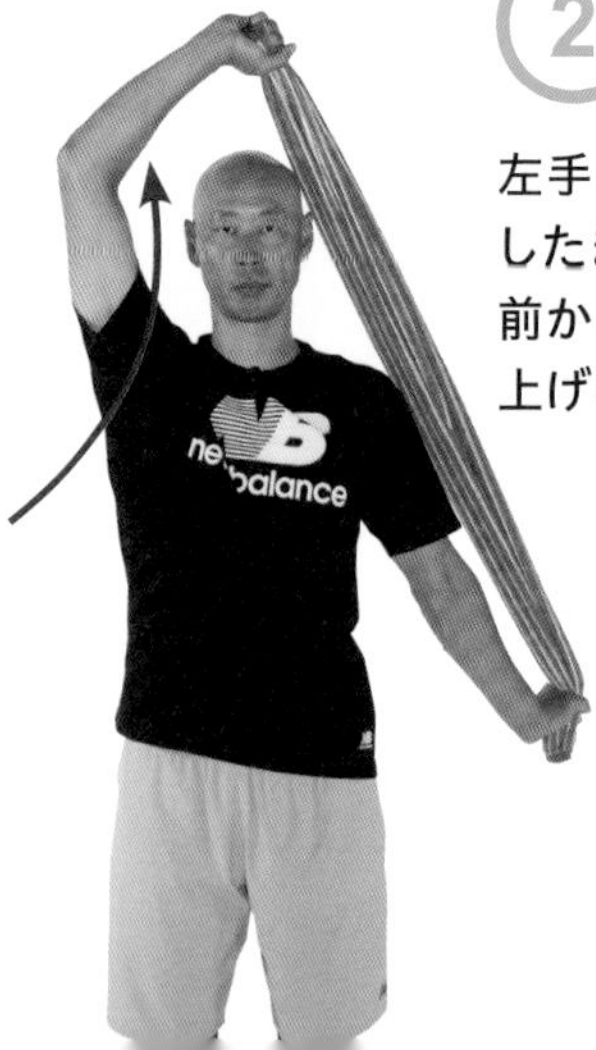

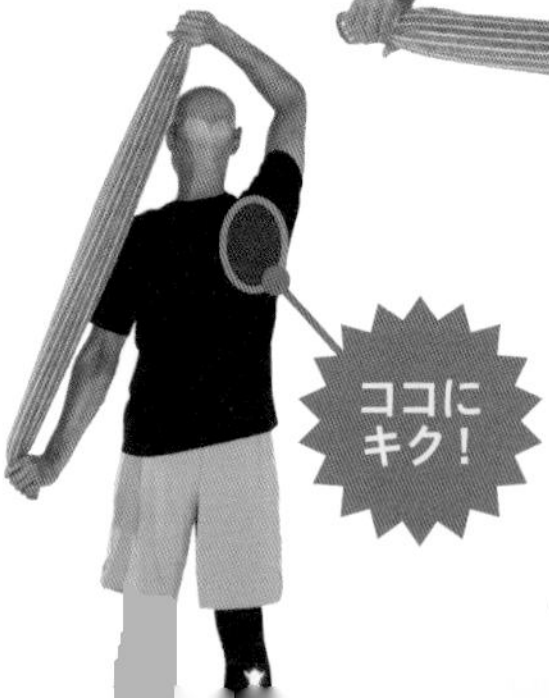

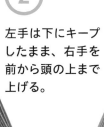

STEP UP

下の手はなるべくカラダに近づけ、上げた手をできる限り大きく回してみる。

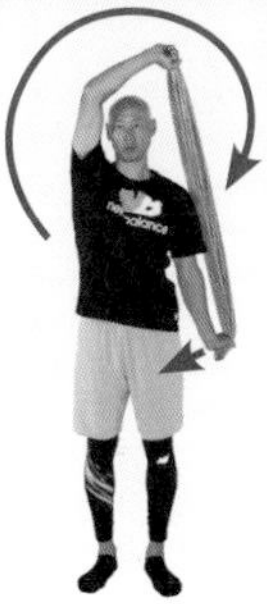

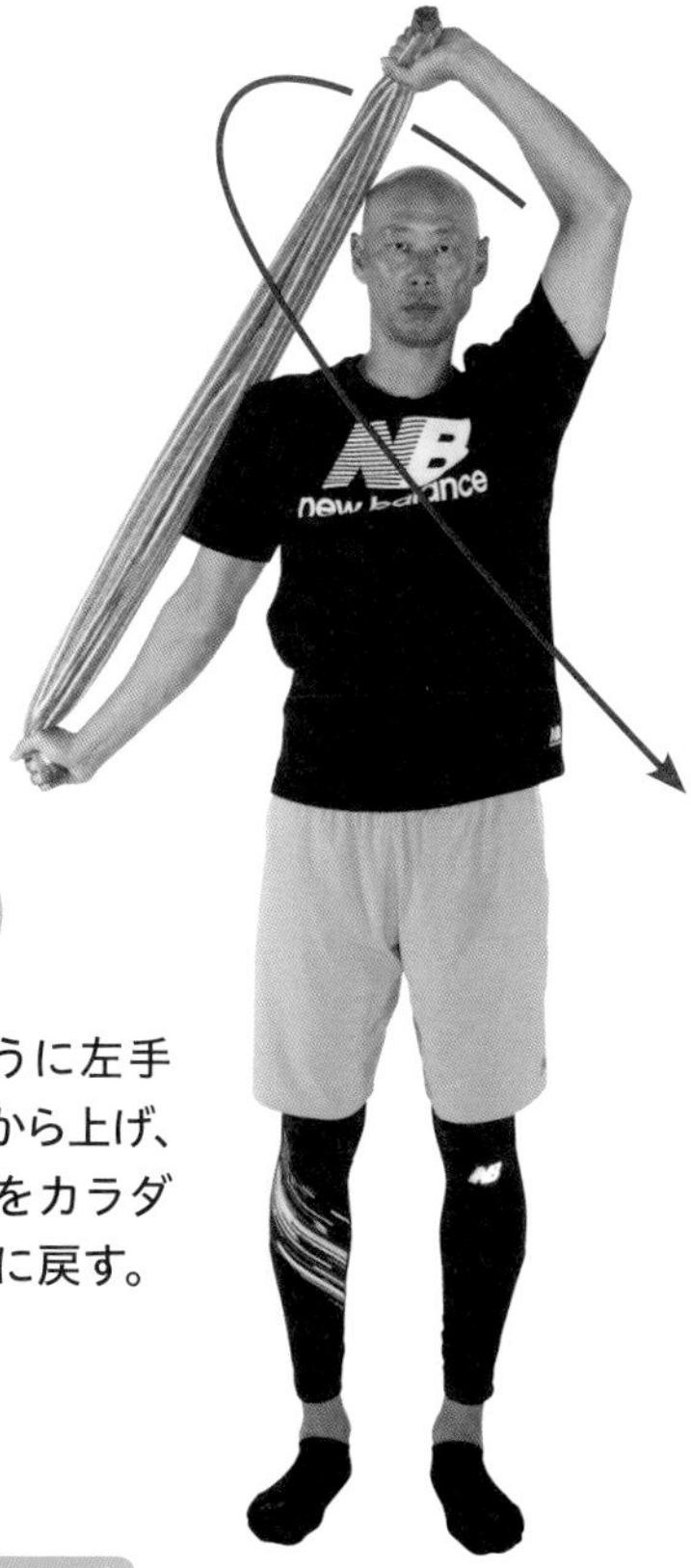

④

同じように左手を後ろから上げ、タオルをカラダの前側に戻す。

③

タオルがカラダの後ろ側に来るように右手を下ろす。

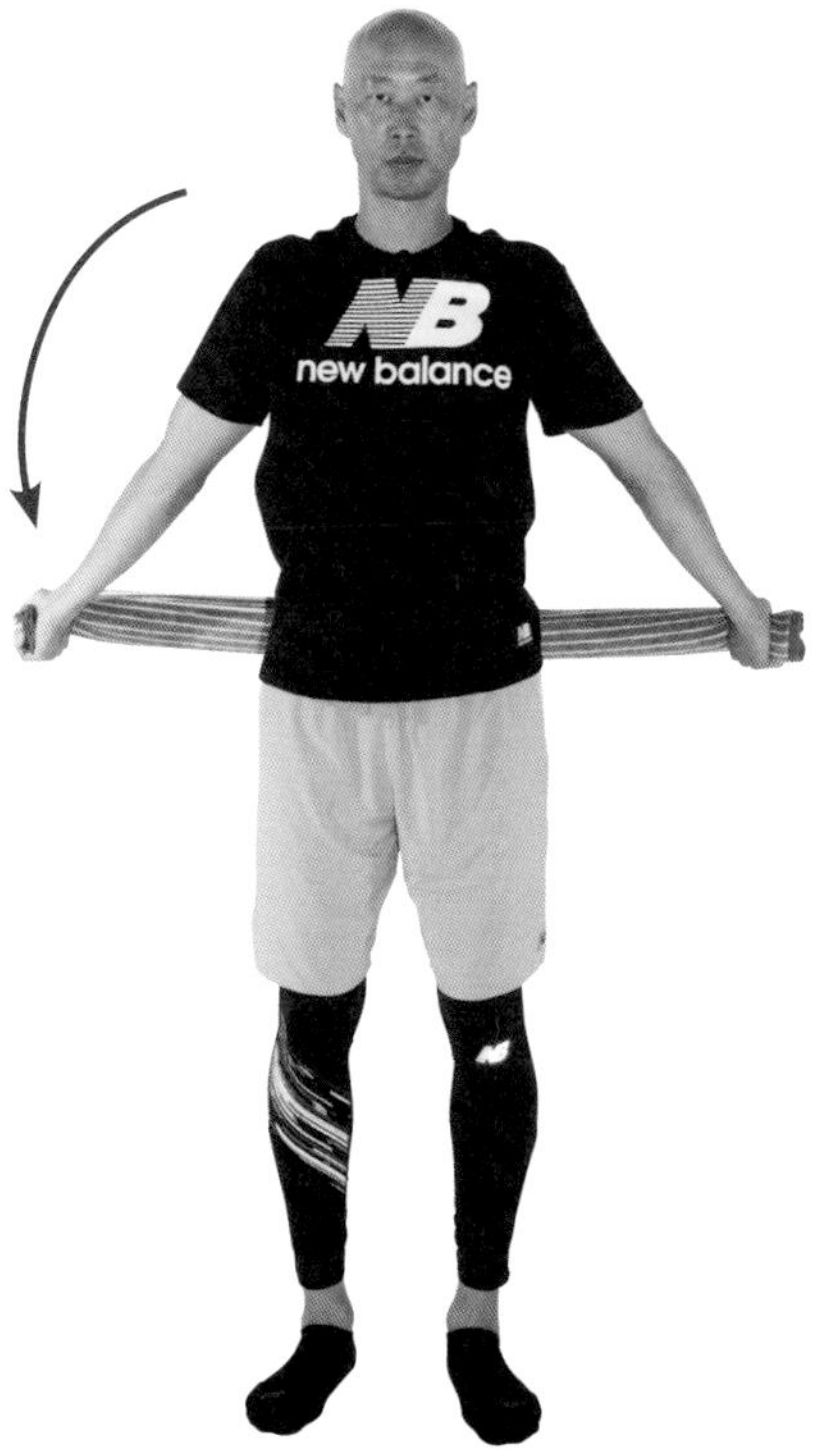

動画でチェック

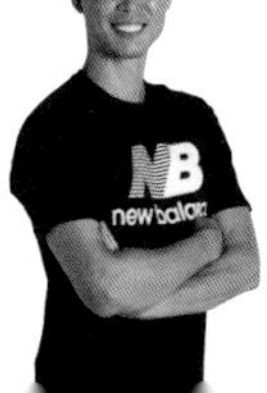

実は僕も肩まわりが硬いんです。気持ちいい角度を見つけて、じっくりやっていきましょう。

つま先&かかと立ち

キレイな姿勢でふくらはぎをストレッチ

お尻を出したり、ひっこめたりしないようにして、背すじの伸びたキレイな姿勢をキープ。見た目よりも運動量の多いストレッチなので、全身の血行がよくなります。

15セット

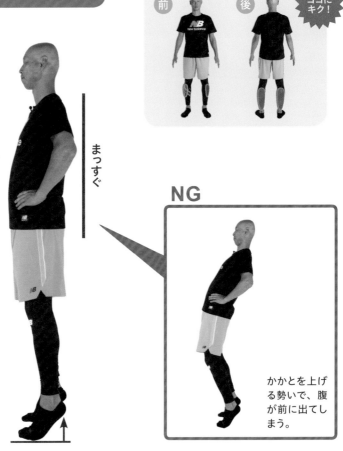

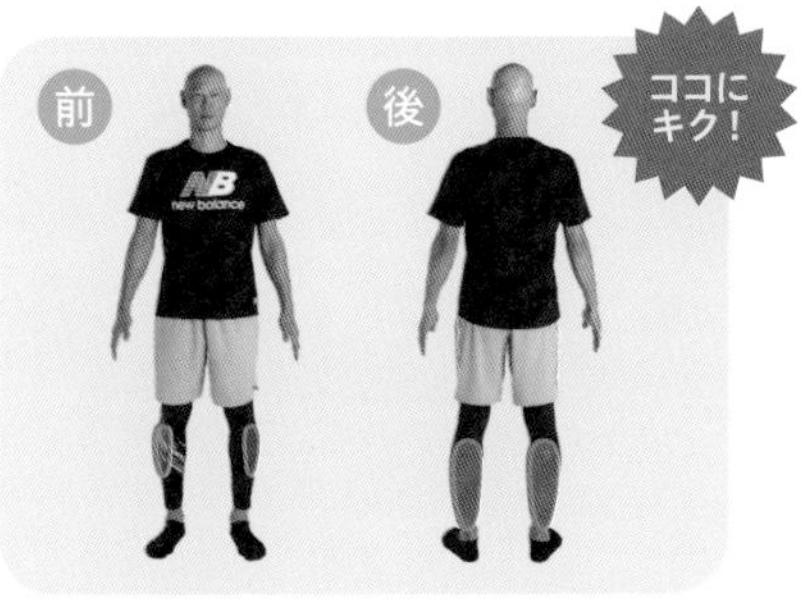

①

背すじをまっすぐに伸ばし、つま先で立つ。このとき、かかとはできるだけ高く上げる。

NG

かかとを上げる勢いで、腹が前に出てしまう。

STEP UP

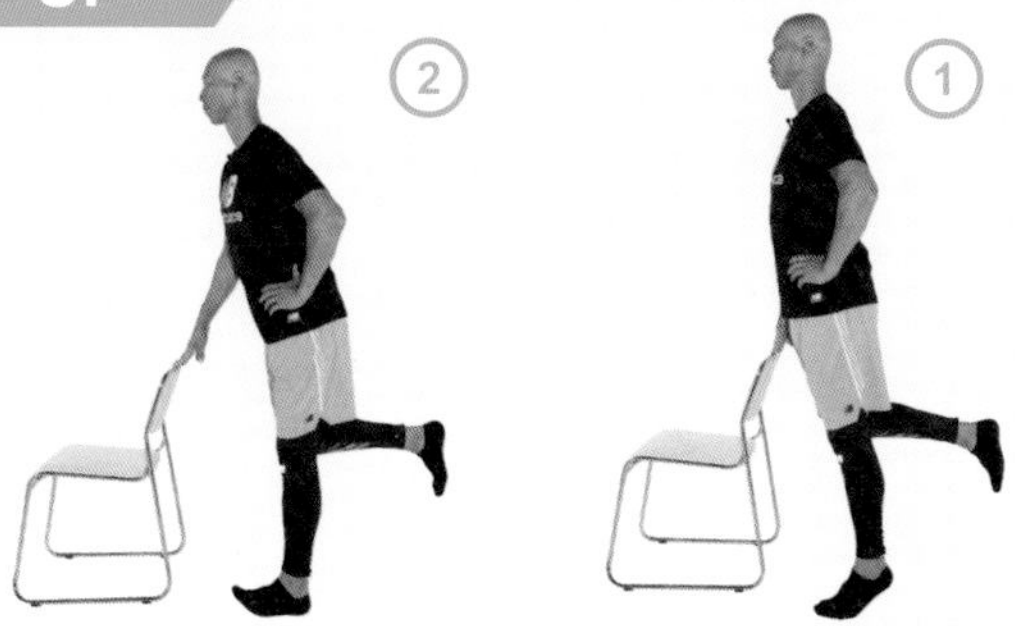

イスなどに手をついてカラダを支え、片足立ちで同じ動きをしてみる。

2

姿勢をキープしたまま、かかとに体重を移してつま先を上げる。

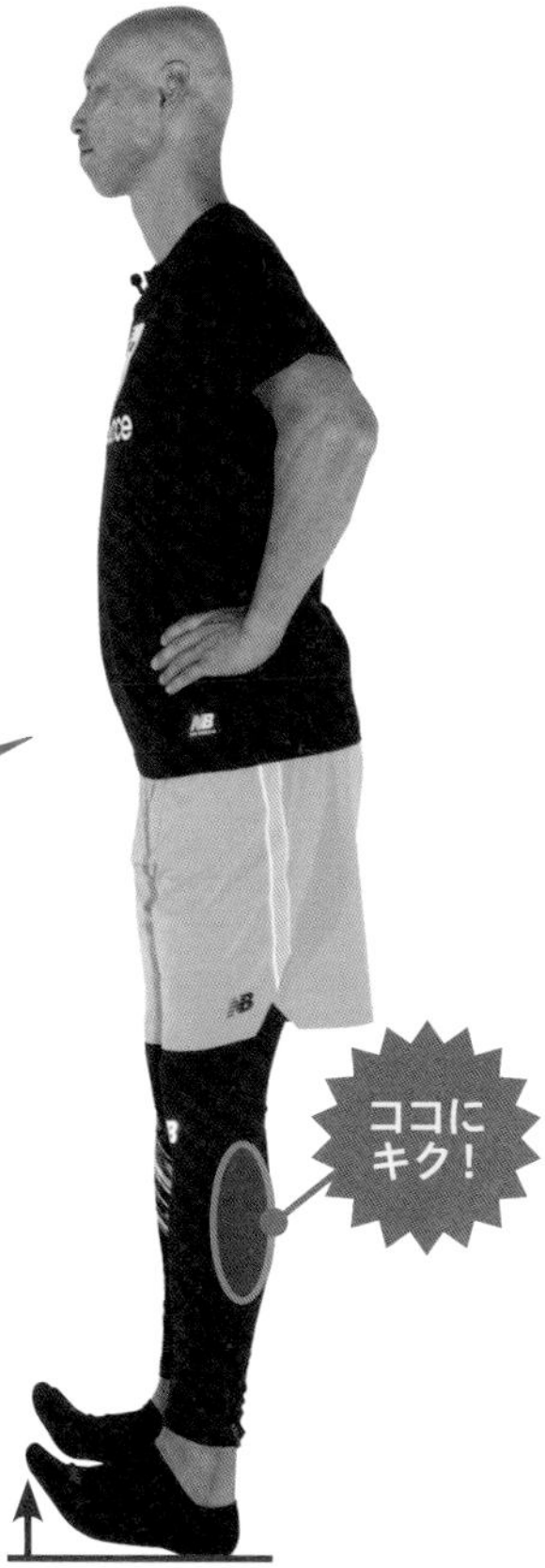

NG

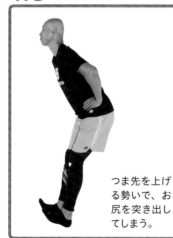

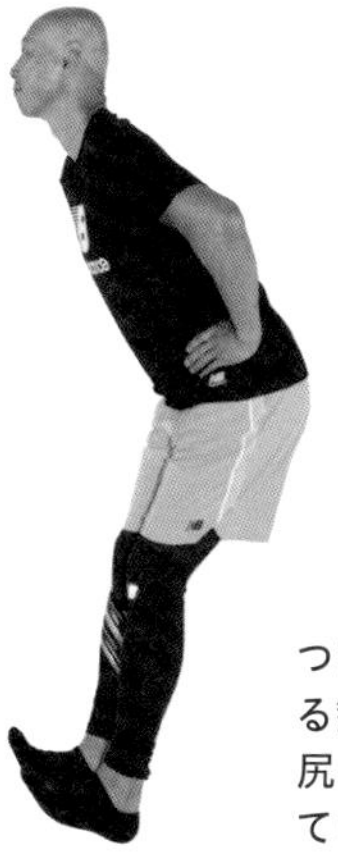

つま先を上げる勢いで、お尻を突き出してしまう。

動画でチェック

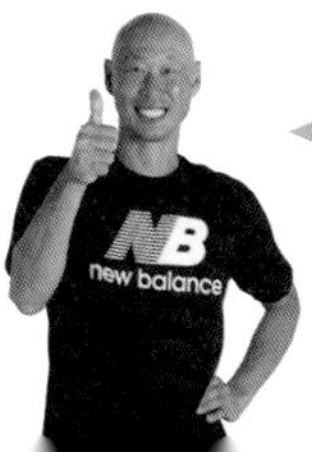

見た目以上に難しいので、がんばって！ つま先を上げる動作って、普段あまりしないからかな?

MJ立ち

マイケル・ジャクソンで血行促進

つま先で立ち、お尻を落とす。単純な動きですが、ふくらはぎを使いながらバランスをとる動作が必要です。体幹も使うことになるので全身の血行促進につながり、疲労回復にも。

かかと上げを 15 回

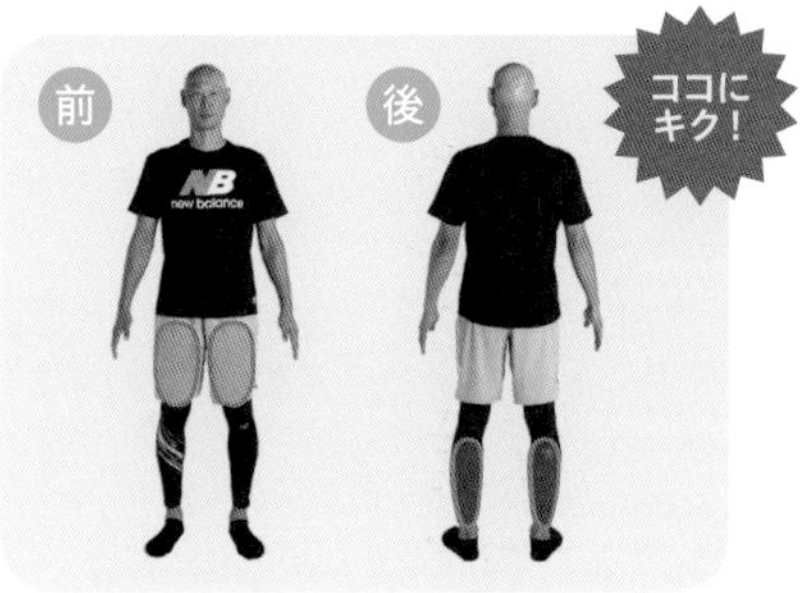

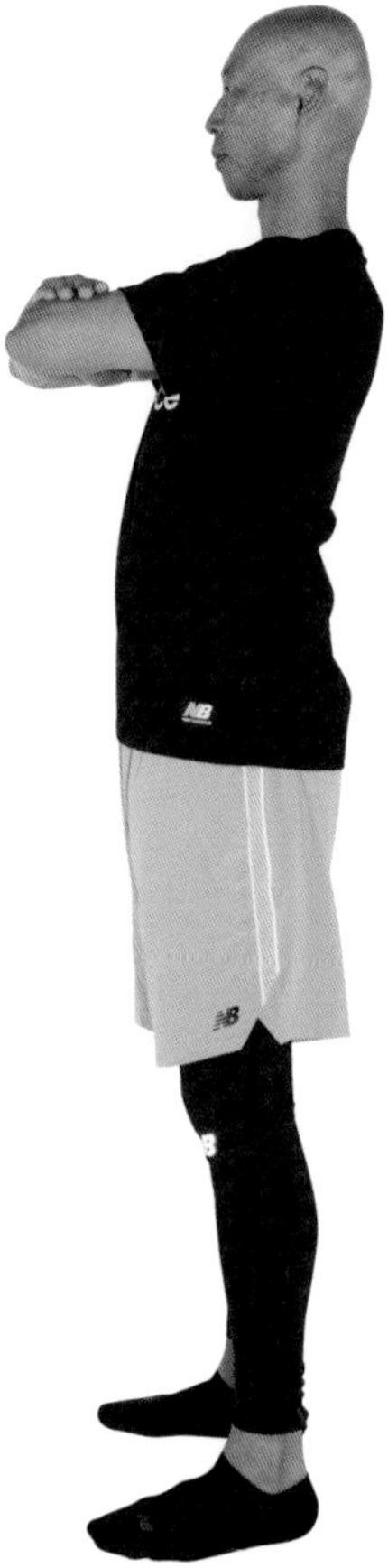

1

リラックスした状態で
まっすぐに立つ。

Chapter 1
Chapter 2
Chapter 3
Chapter 4
Chapter 5

NG

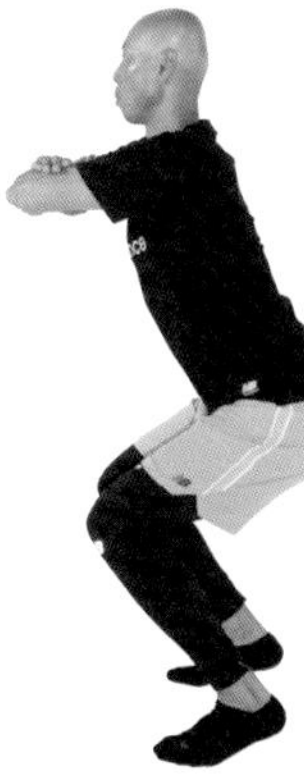

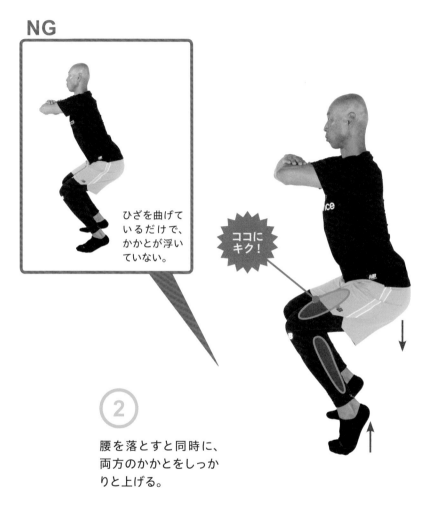

ひざを曲げているだけで、かかとが浮いていない。

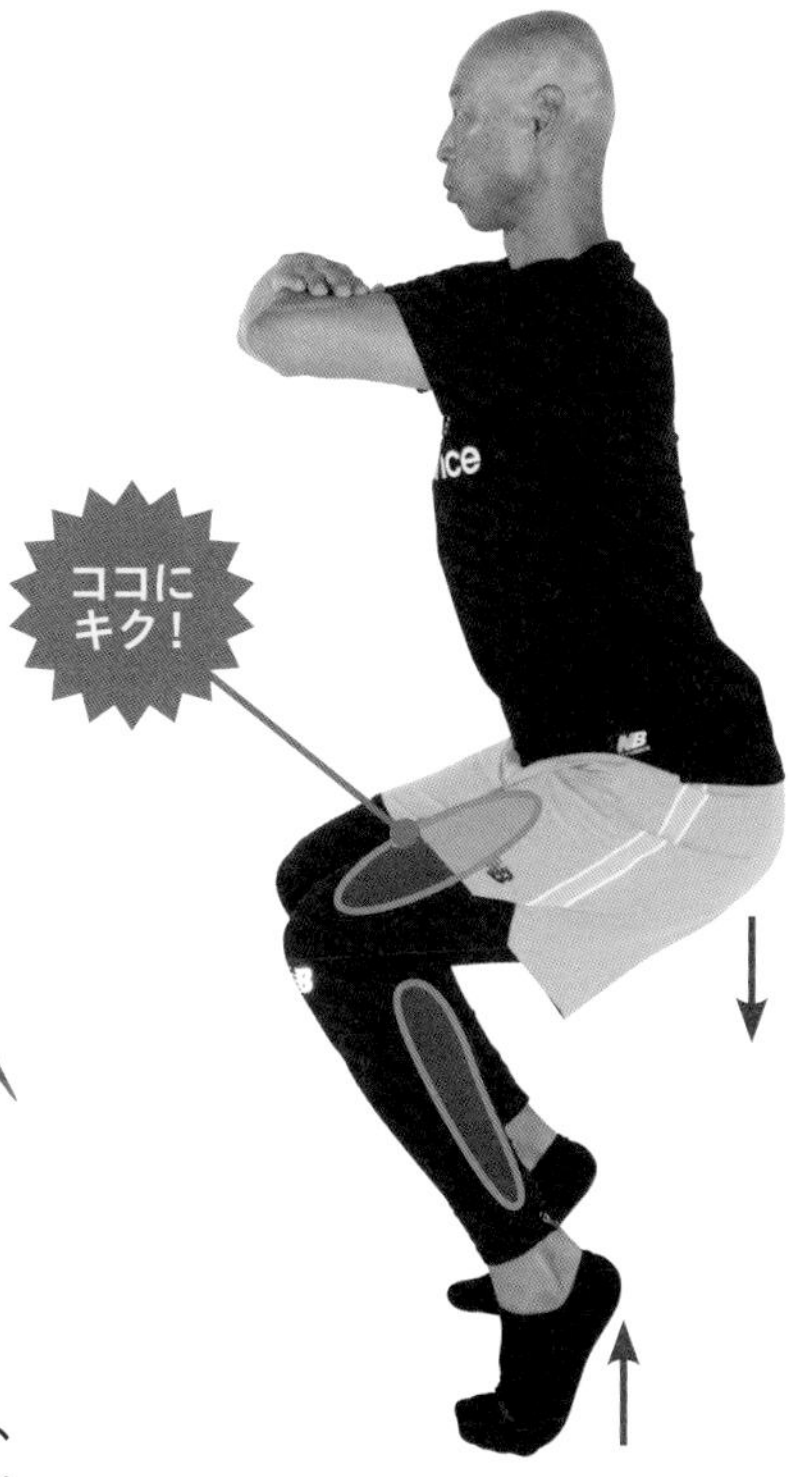

②

腰を落とすと同時に、両方のかかとをしっかりと上げる。

動画でチェック

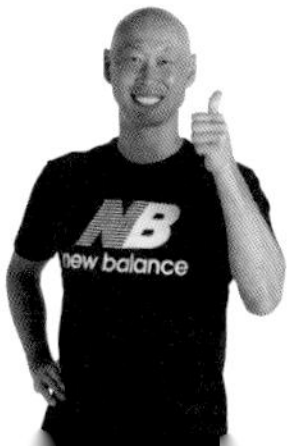

プルプルします？　けど、それでいいんです。
つま先に感じる自分の体重に酔いしれてください。

カニダンス

股関節を意識してバランスを調整

常にカラダが一直線になるように意識を。そのうえで、より高く足を上げる。股関節の柔軟性アップとともに、全身のバランスを調整するエクササイズです。

左右交互に 15 セット

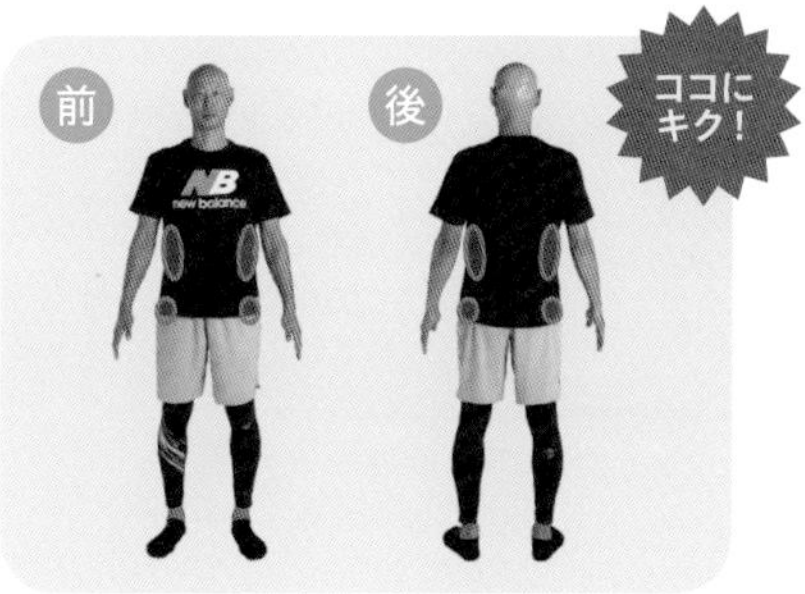

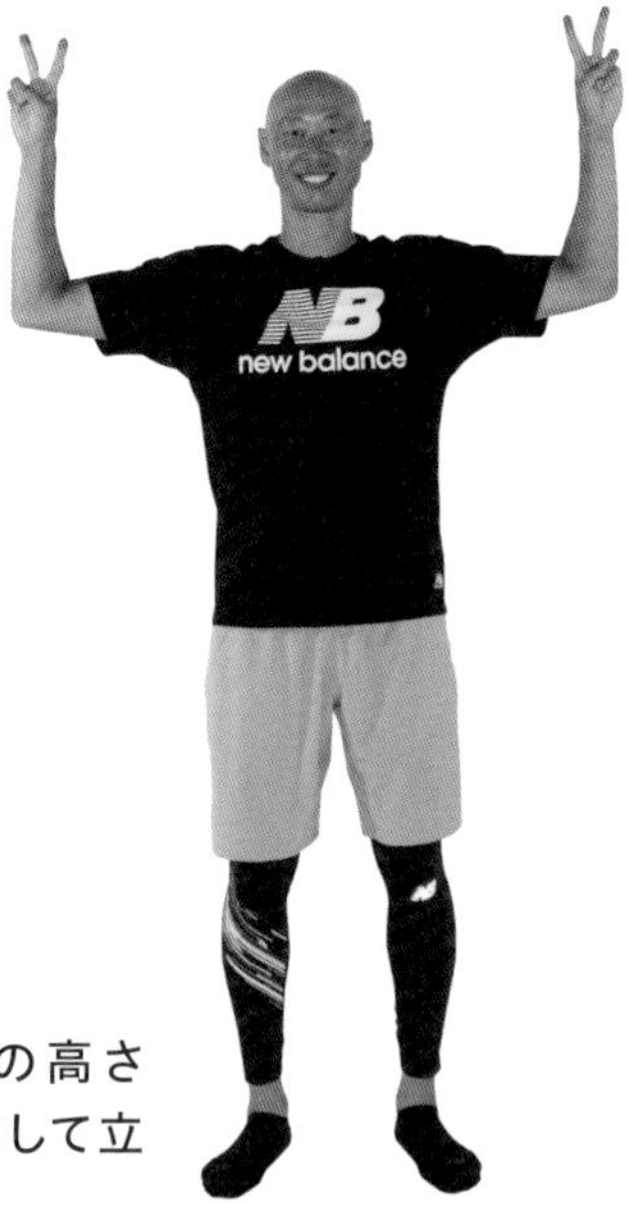

1

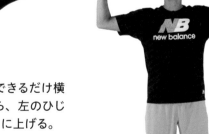

両ひじが肩の高さに来るようにして立つ。

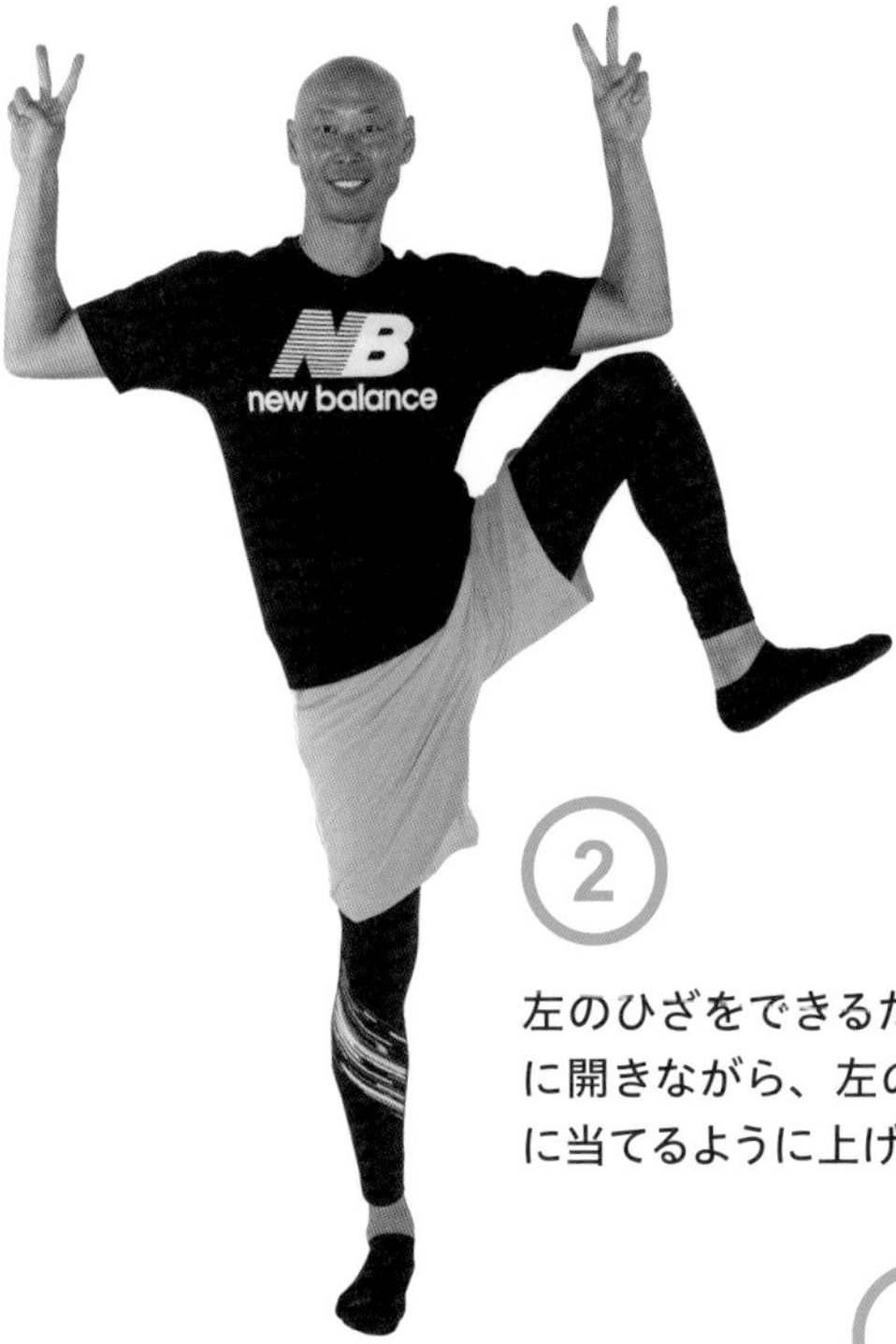

2

左のひざをできるだけ横に開きながら、左のひじに当てるように上げる。

NG

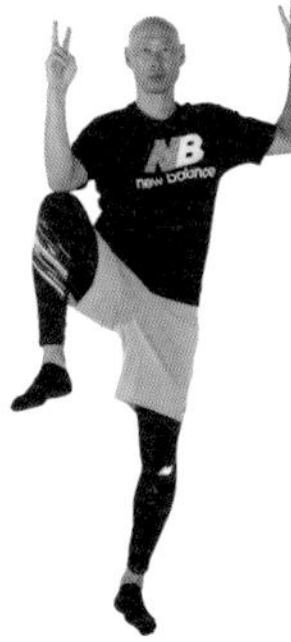

ひざを横に開かずに、脚がカラダの前側から上がっている。

NG

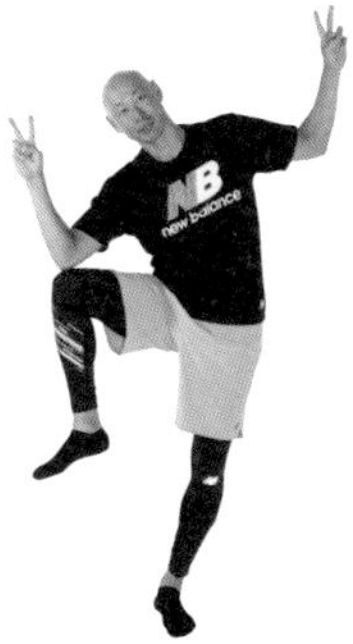

カラダを曲げ、ひじを下げてひざにタッチしている。

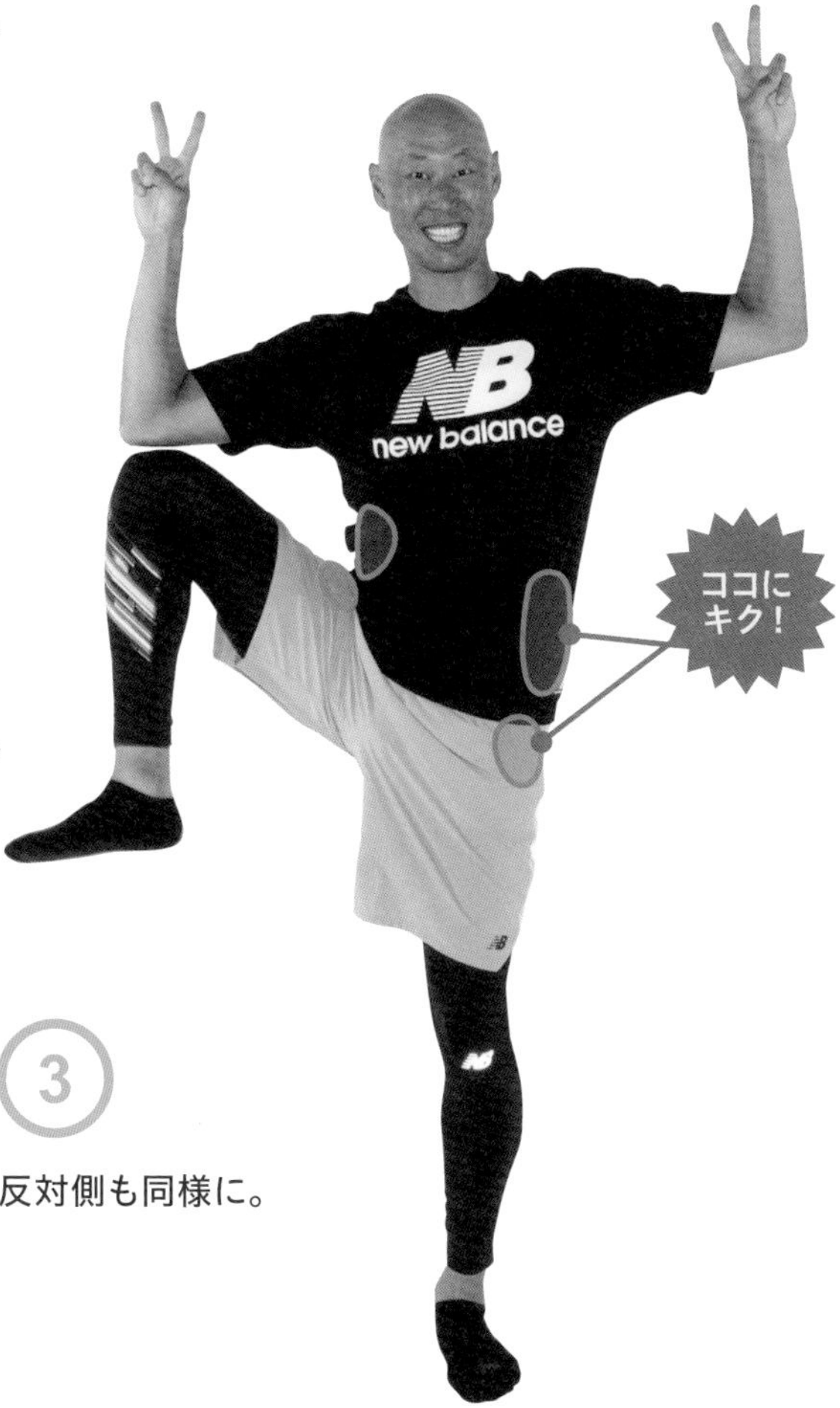

③

反対側も同様に。

動画でチェック

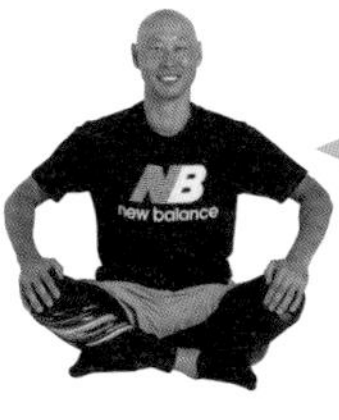

見た目よりもつらい……。 ひじを自分のひざで蹴り上げるイメージで。

片足天井パンチ

バランスを整えて疲れ知らずのカラダに

カラダのバランスを調整するストレッチです。全身に1本の芯が通るような感覚を目指してください。その感覚がつかめれば全身から余計な力が抜けて、疲れにくいカラダになれます。肩コリや腰痛予防にも。

左右各 5秒を3セット

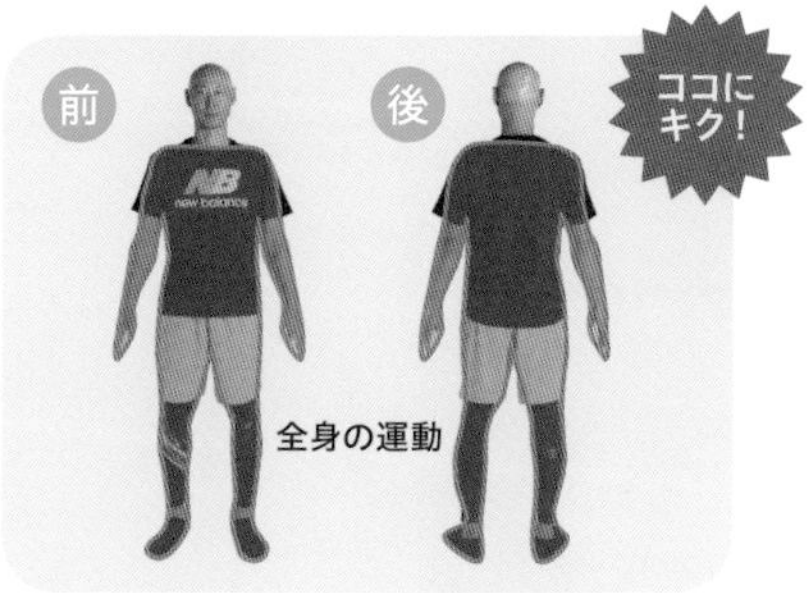

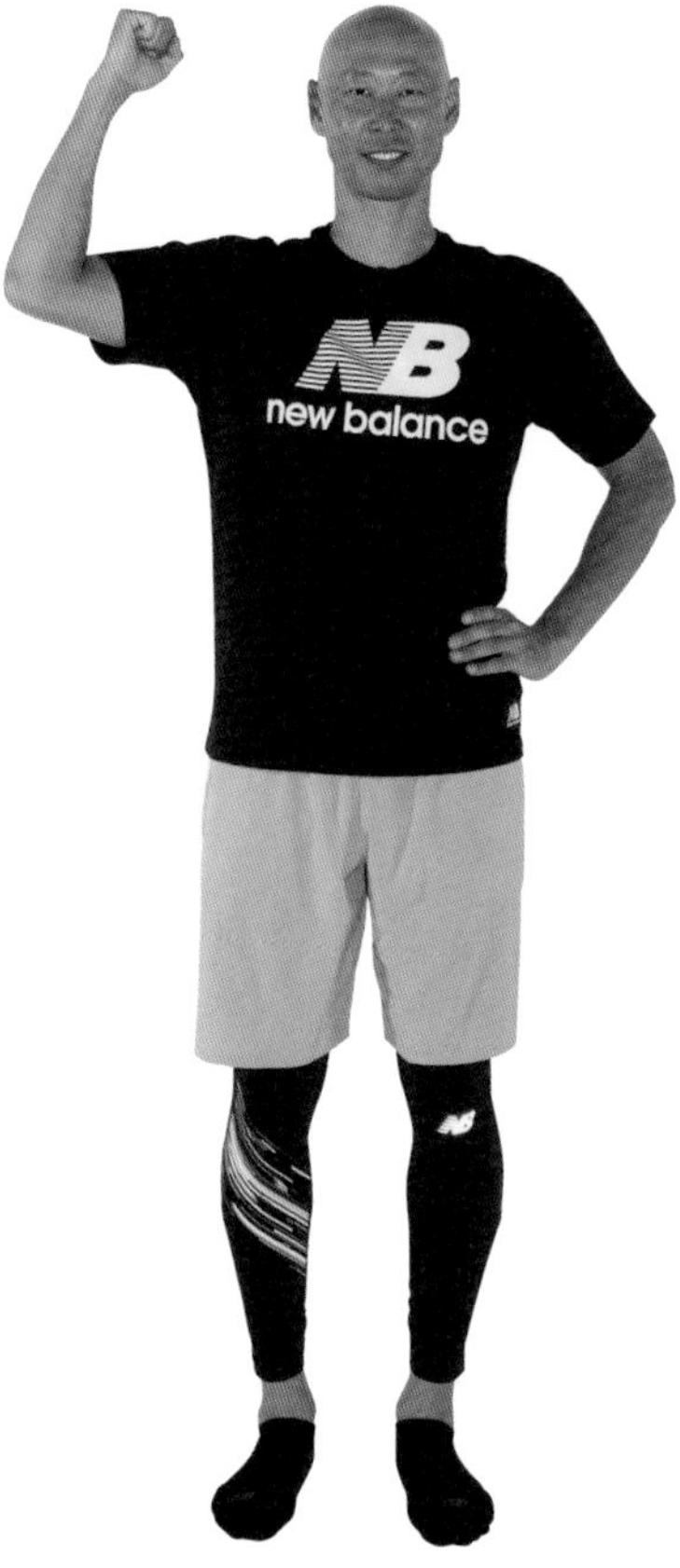

①

カラダの中心軸を意識して、右手を顔の高さにしてまっすぐに立つ。

STEP UP

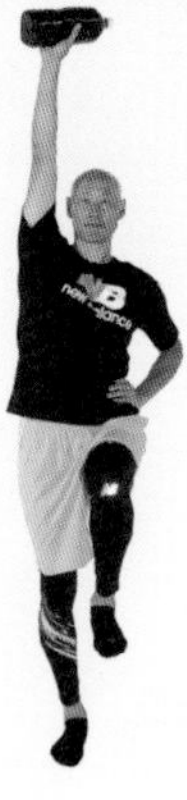

2リットルのペットボトルなど重しを持ってやってみる。腕を上げてもぐらつかないことを目指す。

NG

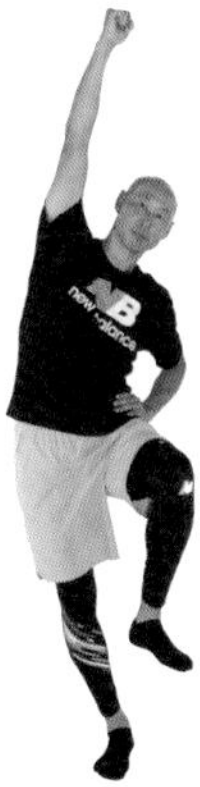

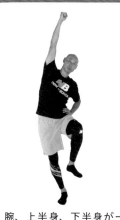

腕、上半身、下半身が一直線になっていない。

NG

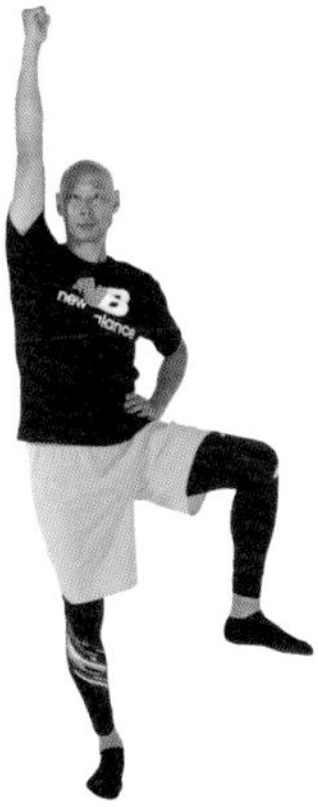

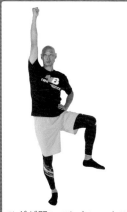

ひざが開いてしまい、カラダの横に出ている。

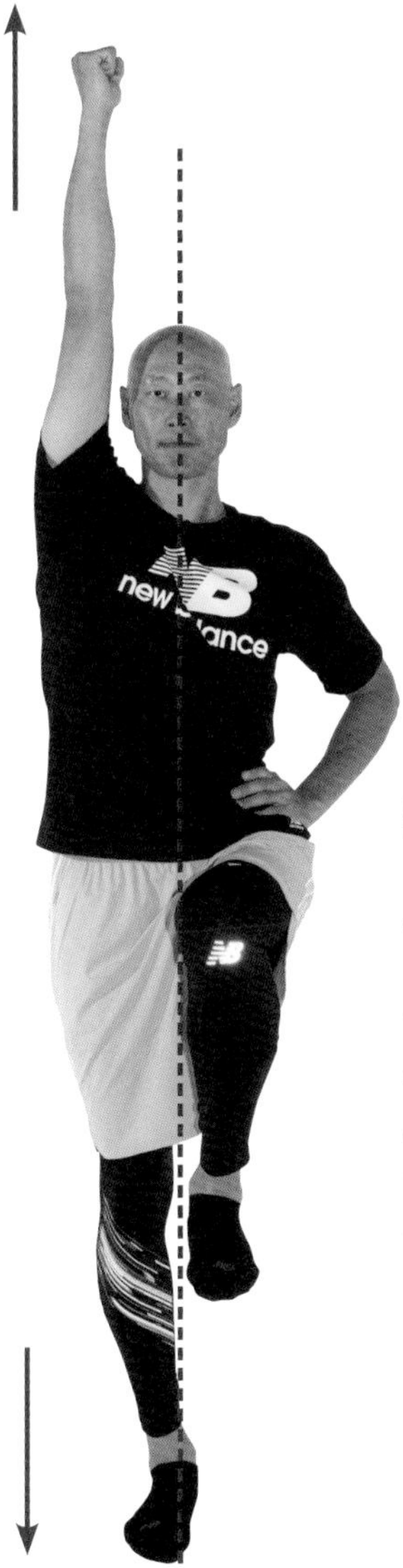

②

そのまま右手を天井に向かってまっすぐ伸ばす。同時に、ひざが腰の高さに来るように左脚を上げる。一瞬でピタッと止め、その姿勢を5秒キープする。

動画でチェック

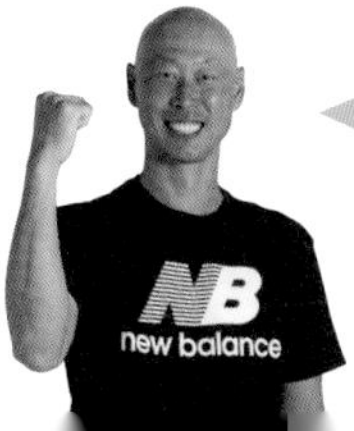

下半身は床に突き刺す、
手は空に向かって突き上げる！

肩グリグリ

肩関節をじっくりほぐす

ひじを固定して、前と後ろに手を振って肩関節をほぐします。肩のインナーマッスルを使っていることを意識すると、より効果がアップ。加齢による肩の痛みの予防も期待できます。

前後に 30 往復

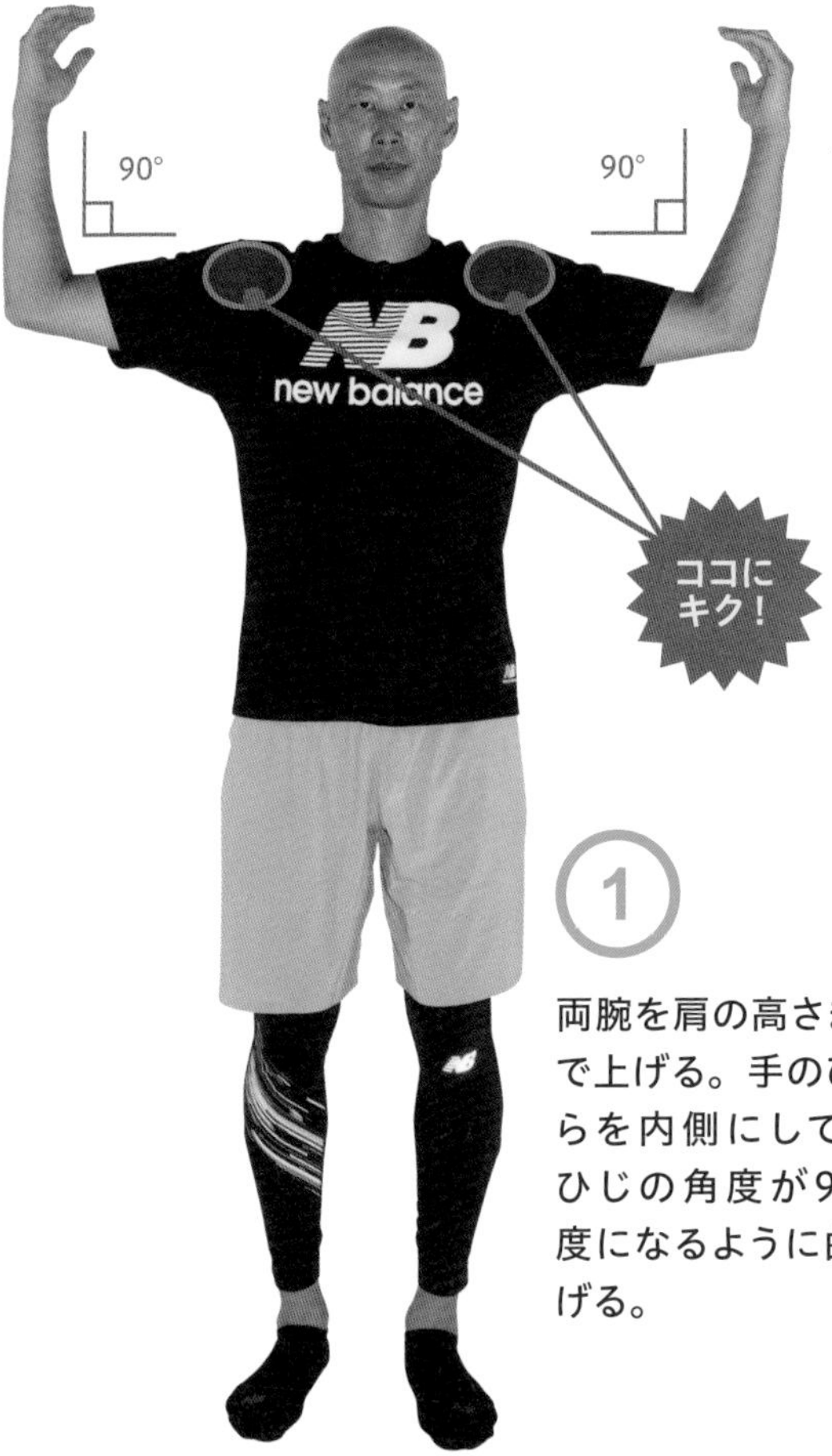

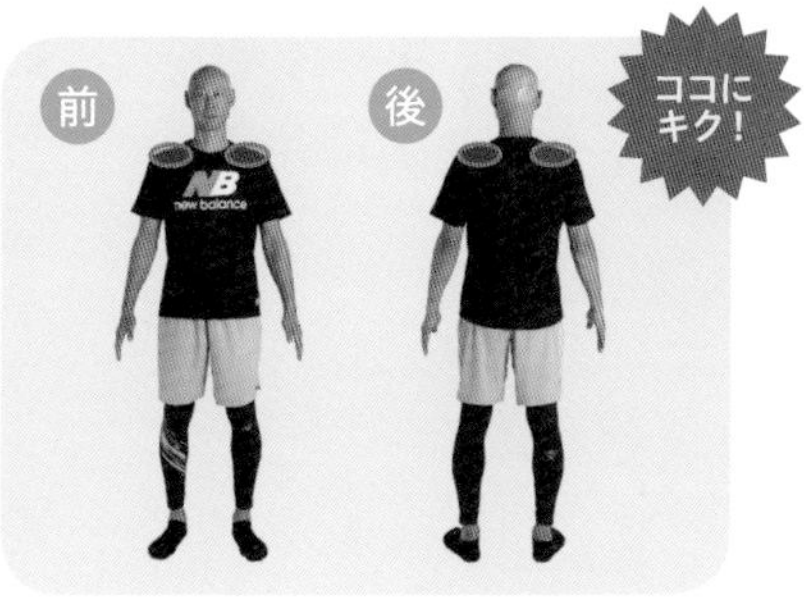

1

両腕を肩の高さまで上げる。手のひらを内側にして、ひじの角度が90度になるように曲げる。

NG

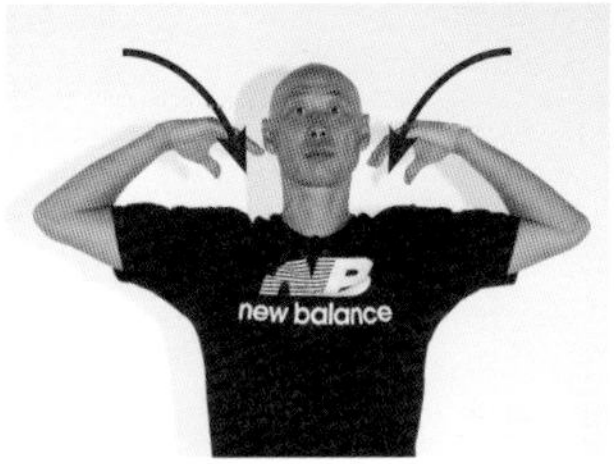

手が左右に動き、ひじの角度が90度でなくなってしまう。

②

ひじの位置を変えずに、両手を同時に前後に振る。

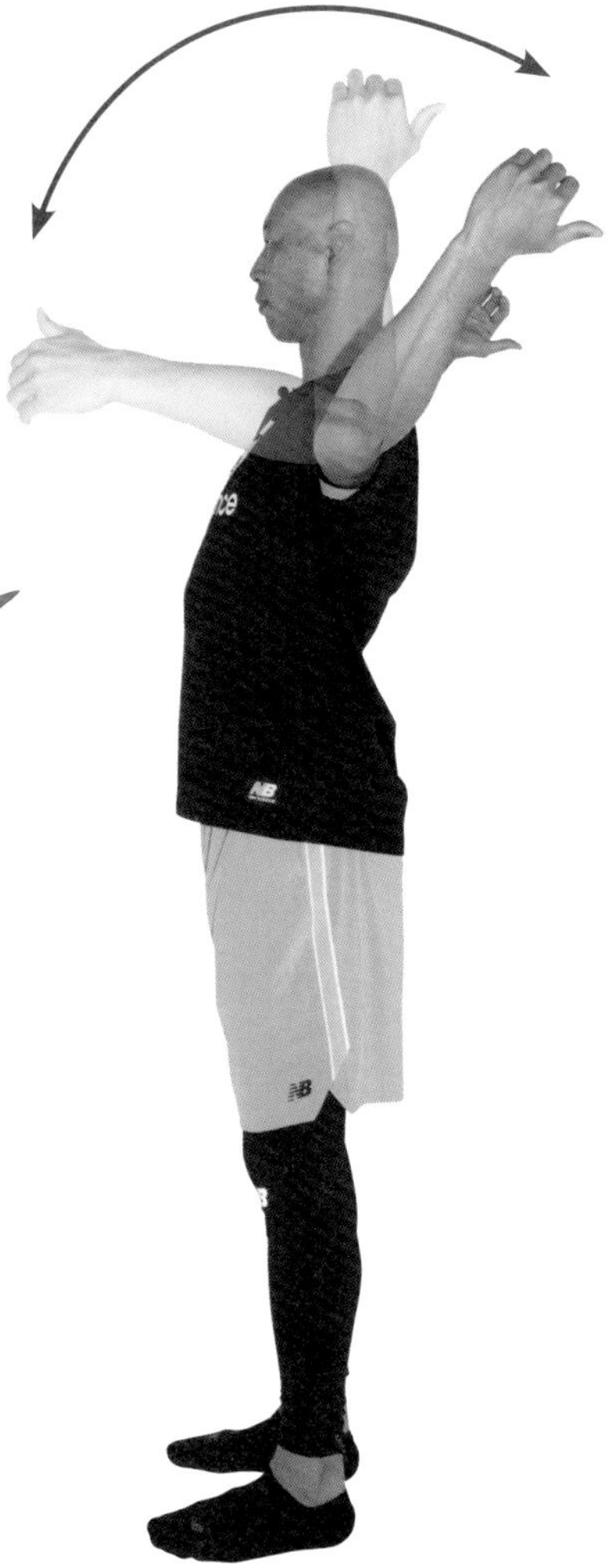

NG

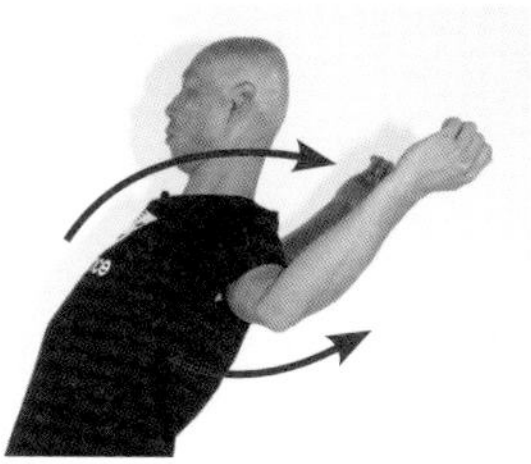

ひじの位置がズレたり、上体が後ろに倒れたりしてしまう。

動画でチェック

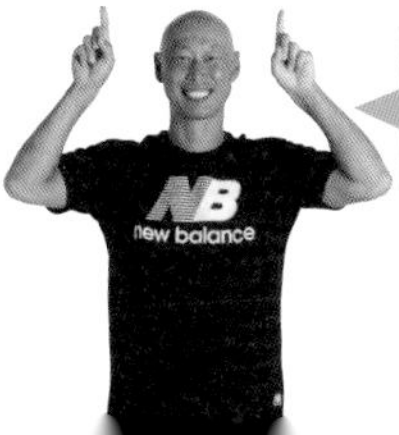

肩のインナーマッスルが
使われているのを感じてみて。

猫ストレッチ

寄せて、広げて、肩コリ解消

肩甲骨を動かすことで背中の筋肉をほぐすストレッチ。腕は固定したまま肩甲骨を寄せたり広げたり、動かすことをイメージしてください。スムーズにできるようになったころには肩コリ知らずに。

肩甲骨の開閉を 15 セット

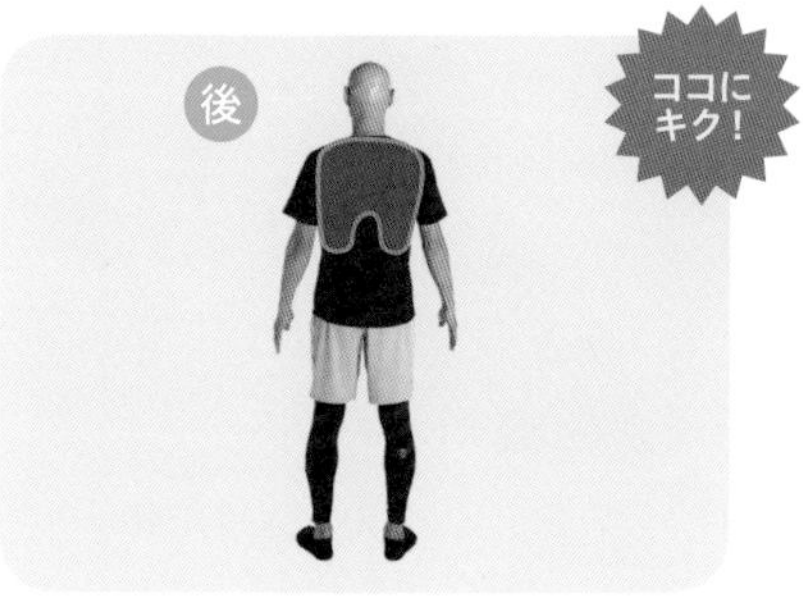

②

肩甲骨を開いて背中を上に押し出す。

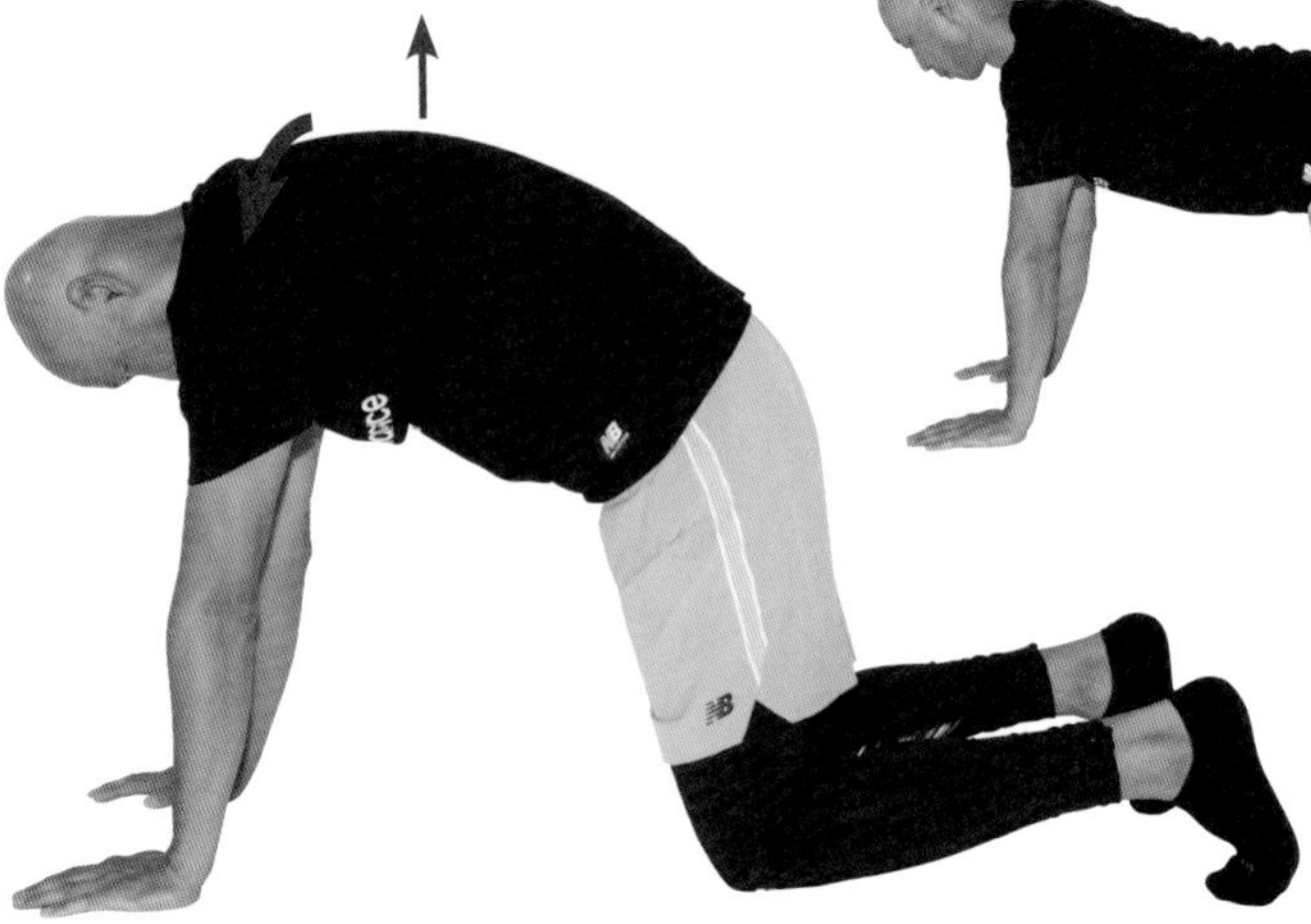

①

肩幅で手をつき、腰幅にひざをつく。

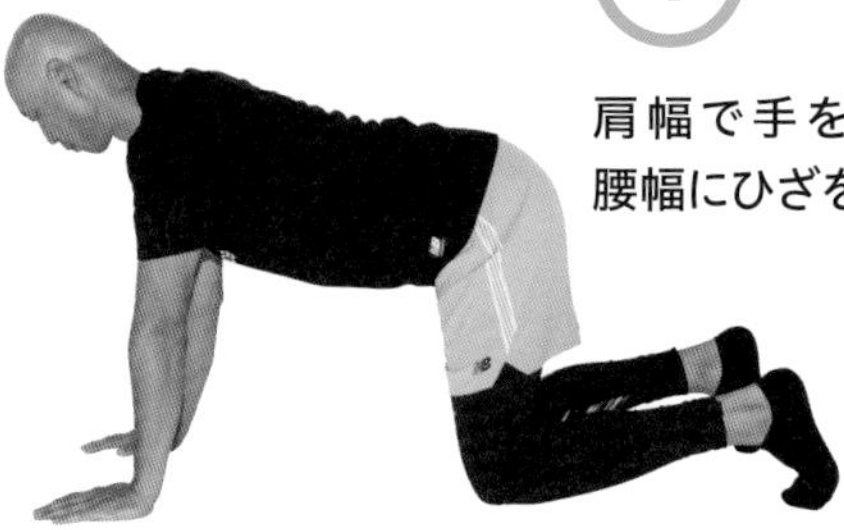

NG

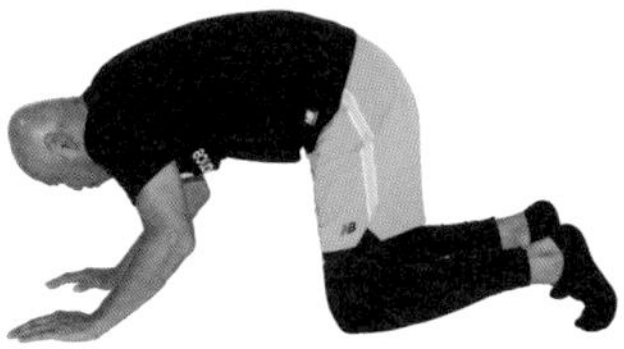

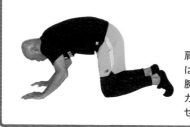

肩甲骨が開きっぱなしのまま、腕だけを動かしカラダを上下させる。

③

ひじを伸ばしたまま、
肩甲骨を寄せて、胸を
下に押し出す。

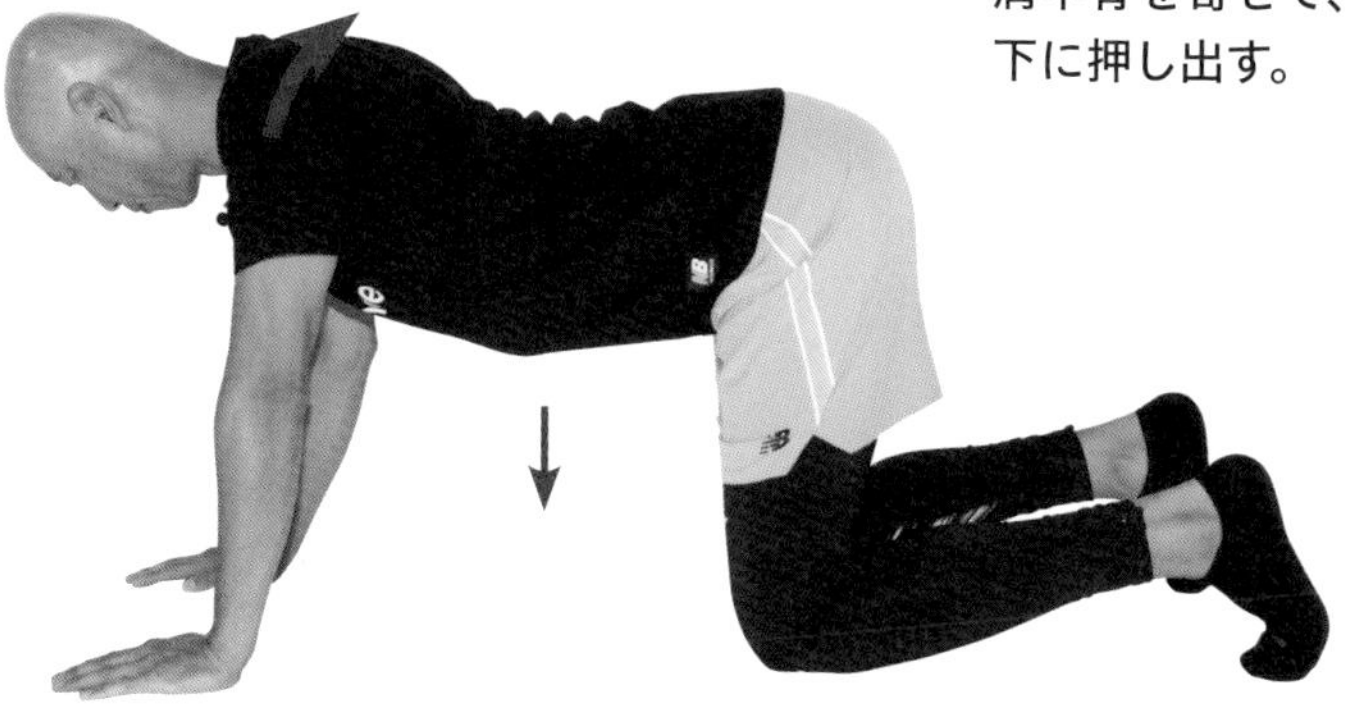

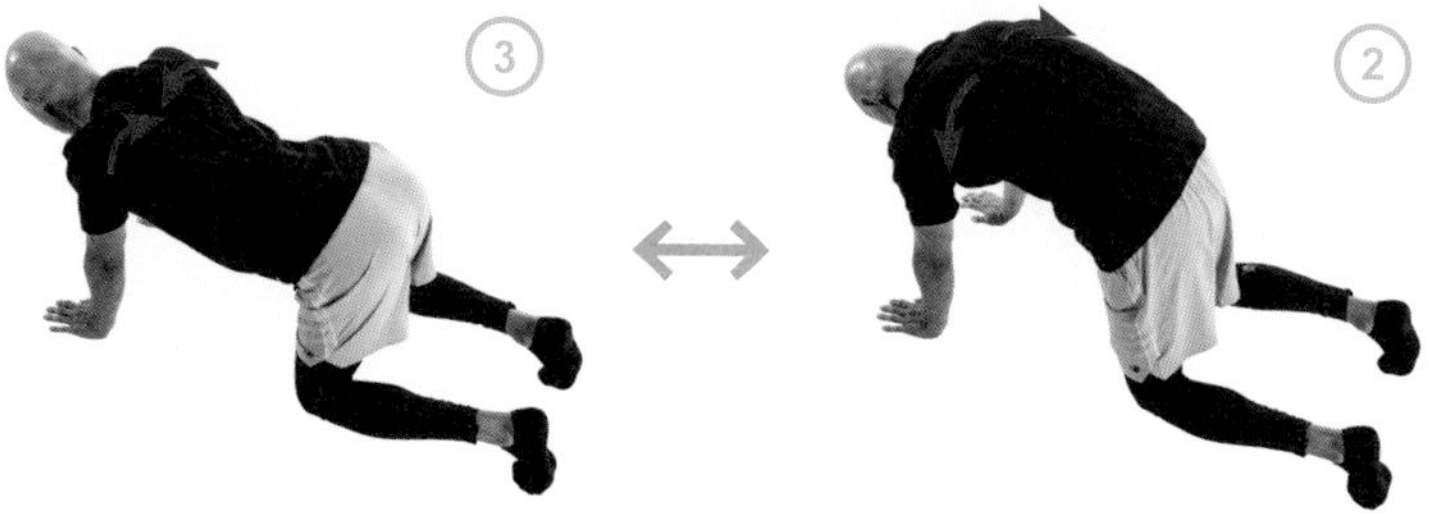

動画でチェック

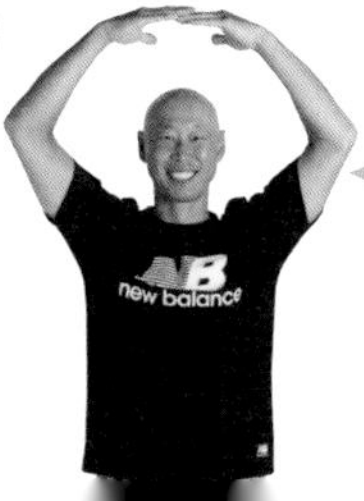

手と足は支えるだけ。首からお尻までを
「背骨」で動かすような感覚が正解です。

くるぶしリズムタッチ

ももを上げてお腹や腰まわりをスッキリ

ももの付け根の柔軟性を上げ、お腹や腰まわりの筋肉に刺激を与えて美しい立ち姿に。くるぶしにタッチするのが難しければ、無理せず可能な範囲で行ってください。腰痛に悩む方にもオススメです。

左右交互に15回ずつタッチ

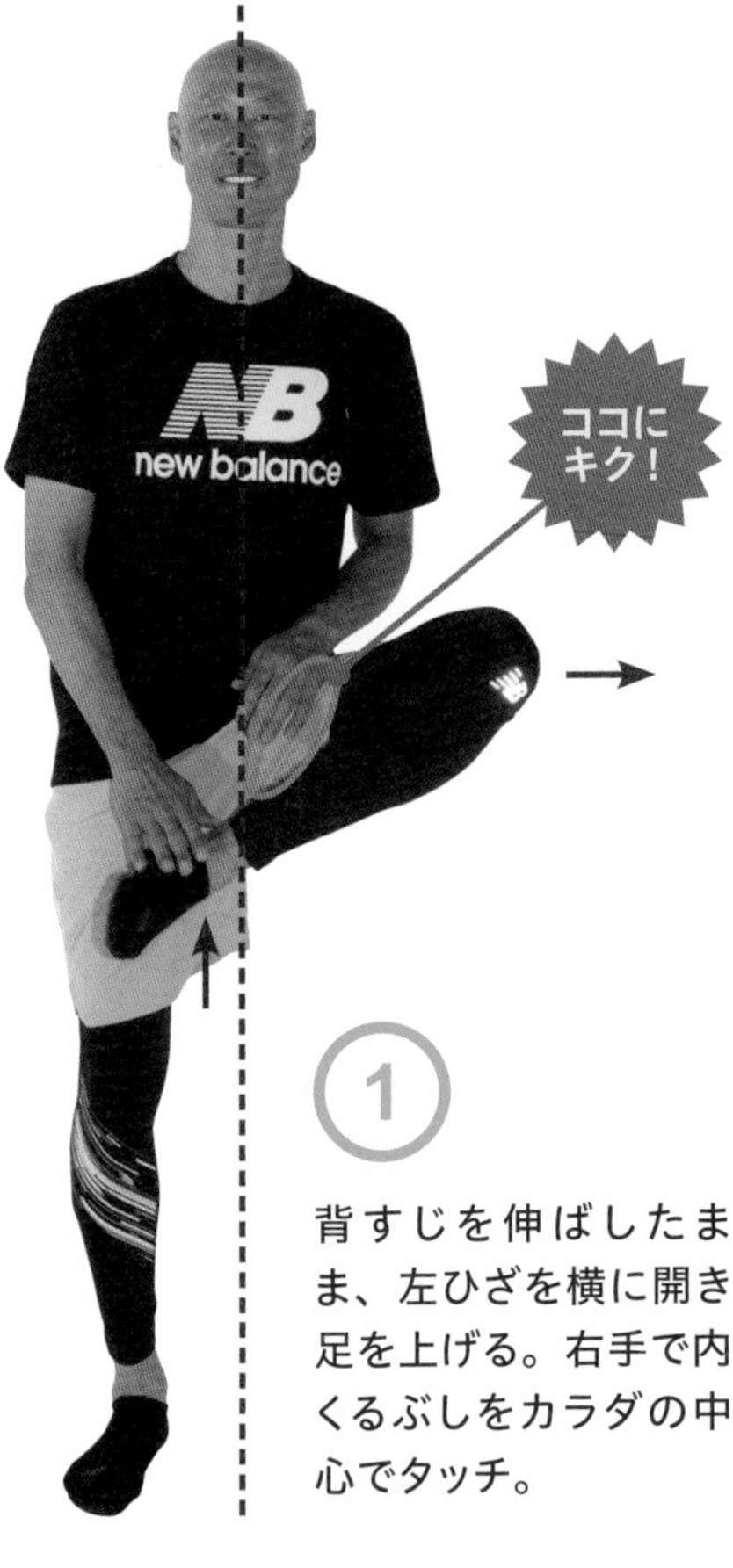

1

背すじを伸ばしたまま、左ひざを横に開き足を上げる。右手で内くるぶしをカラダの中心でタッチ。

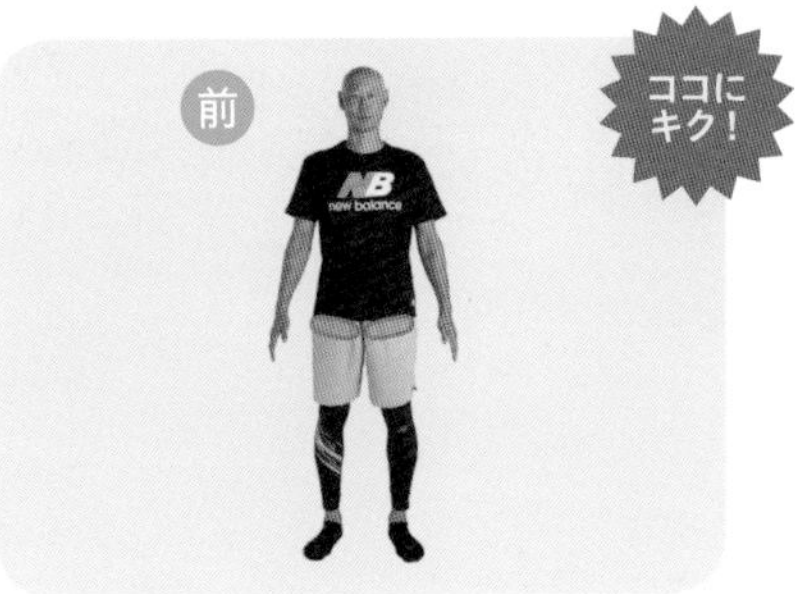

NG

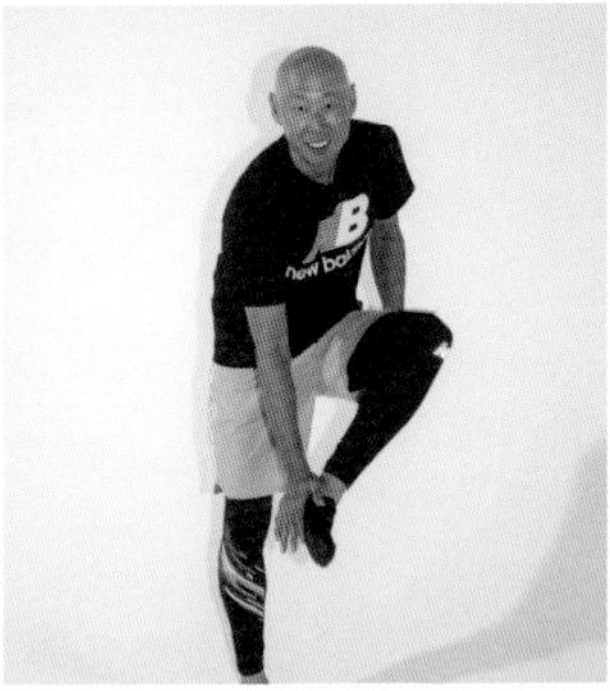

タッチをするとき前かがみになる。

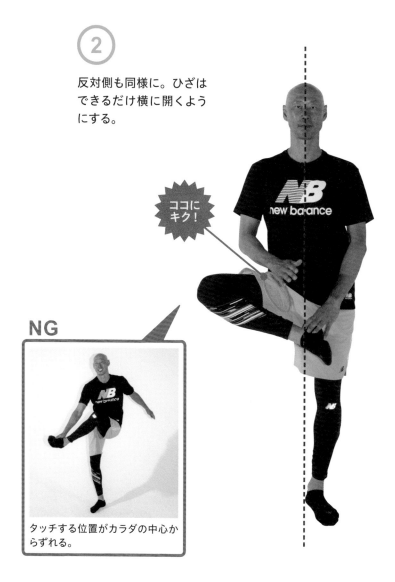

②

反対側も同様に。ひざはできるだけ横に開くようにする。

NG

タッチする位置がカラダの中心からずれる。

動画でチェック

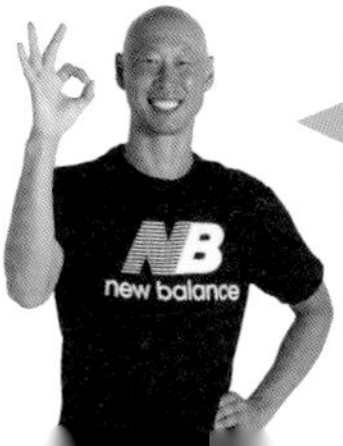

最初は硬くて足がなかなか上がらないかも。でも、続けていると柔らかくなるのが実感できますよ。

股関節グルグル

大きく回して、チカラみなぎる

股関節がほぐれることで可動域が広がり、強いフットワークを生む足腰がつくれます。腰痛予防と血行促進に。「メンタル体操第1」のなかで最も運動量が多いのでカラダにスイッチが入り、チカラがみなぎるはず。

左右、内回り・外回り各5周

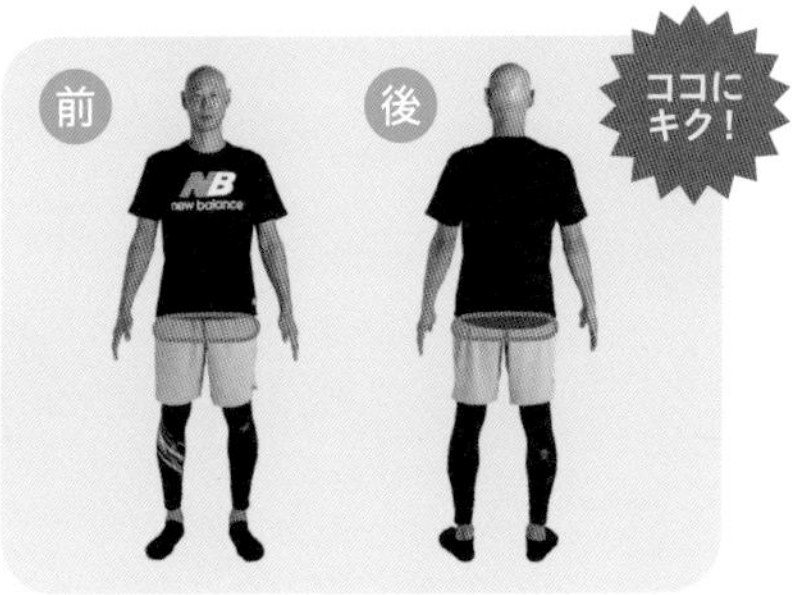

2

左腕を左ひざの内側からくぐらせて手を床につく。右ひざは浮かす。

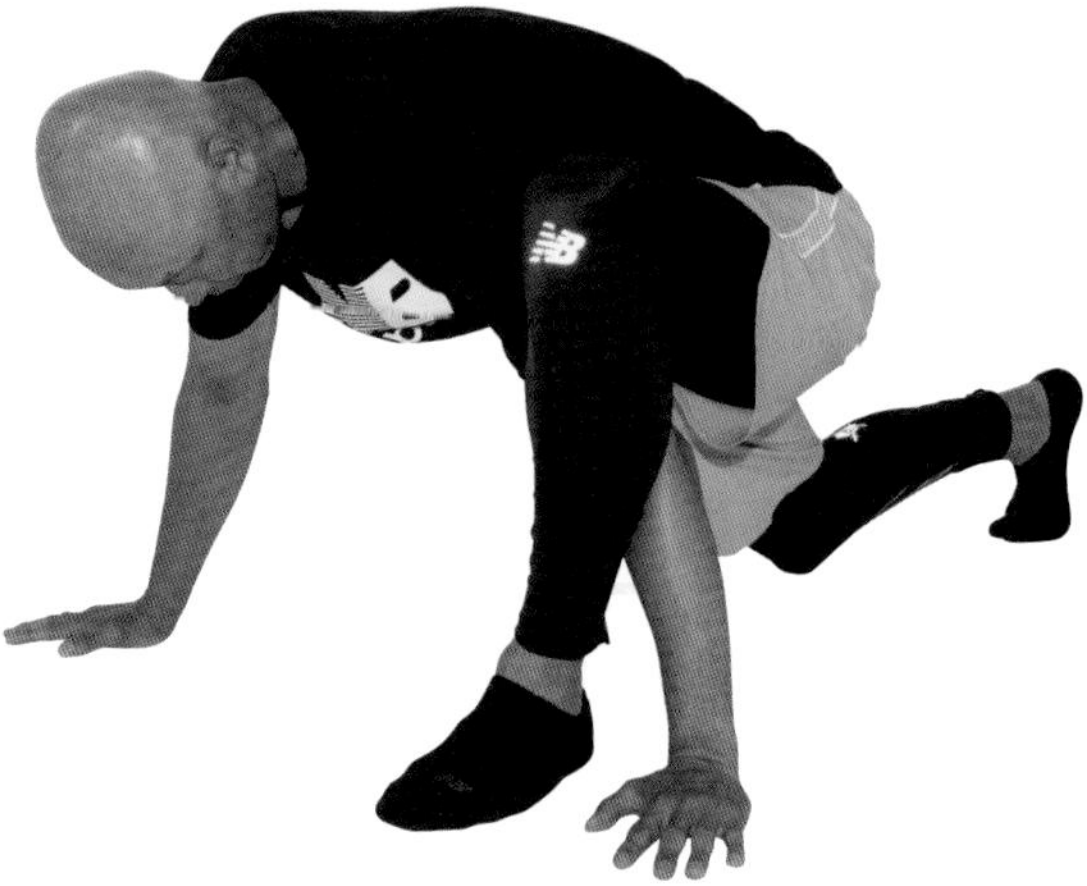

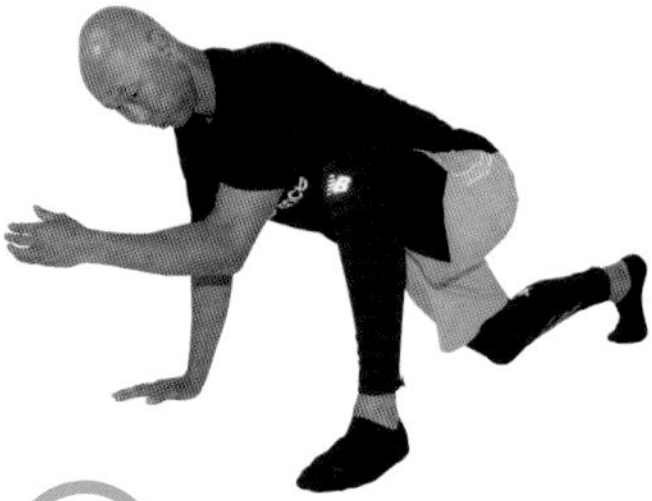

1

左脚を前に踏み出し、ひざを90度にする。右脚は自然に後ろへ。

STEP UP

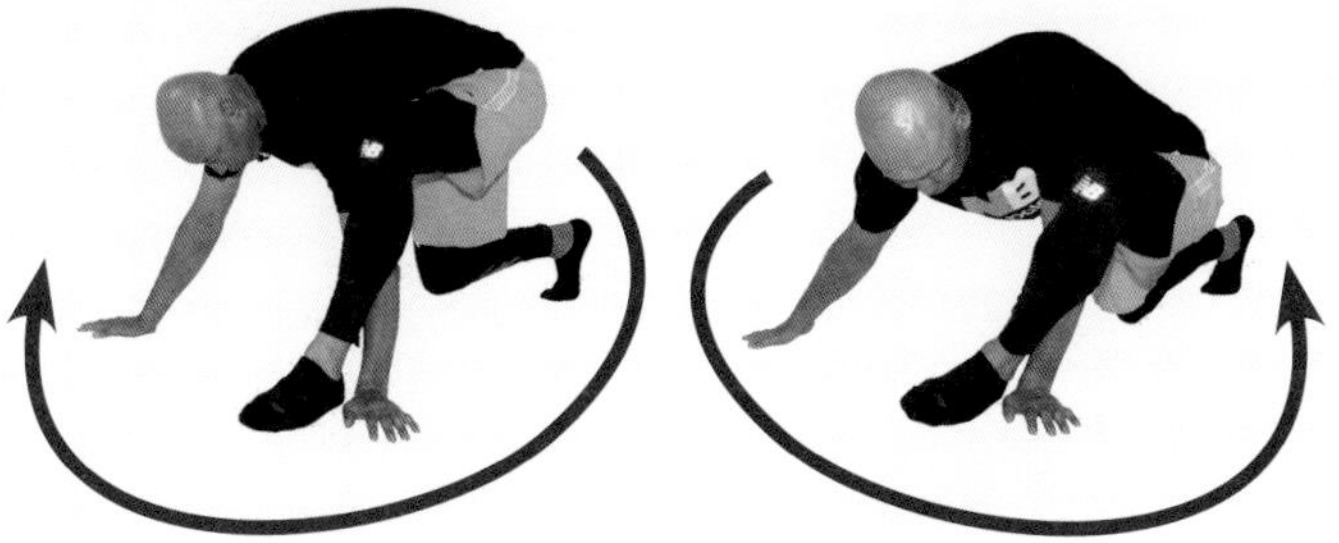

股関節と同時にカラダも動かすようにして回転半径を大きくする。特に内側と後ろへの動きをしっかりと。

3

その体勢のまま、左ひざを時計まわりに5周させる。逆回転も同様に5周。

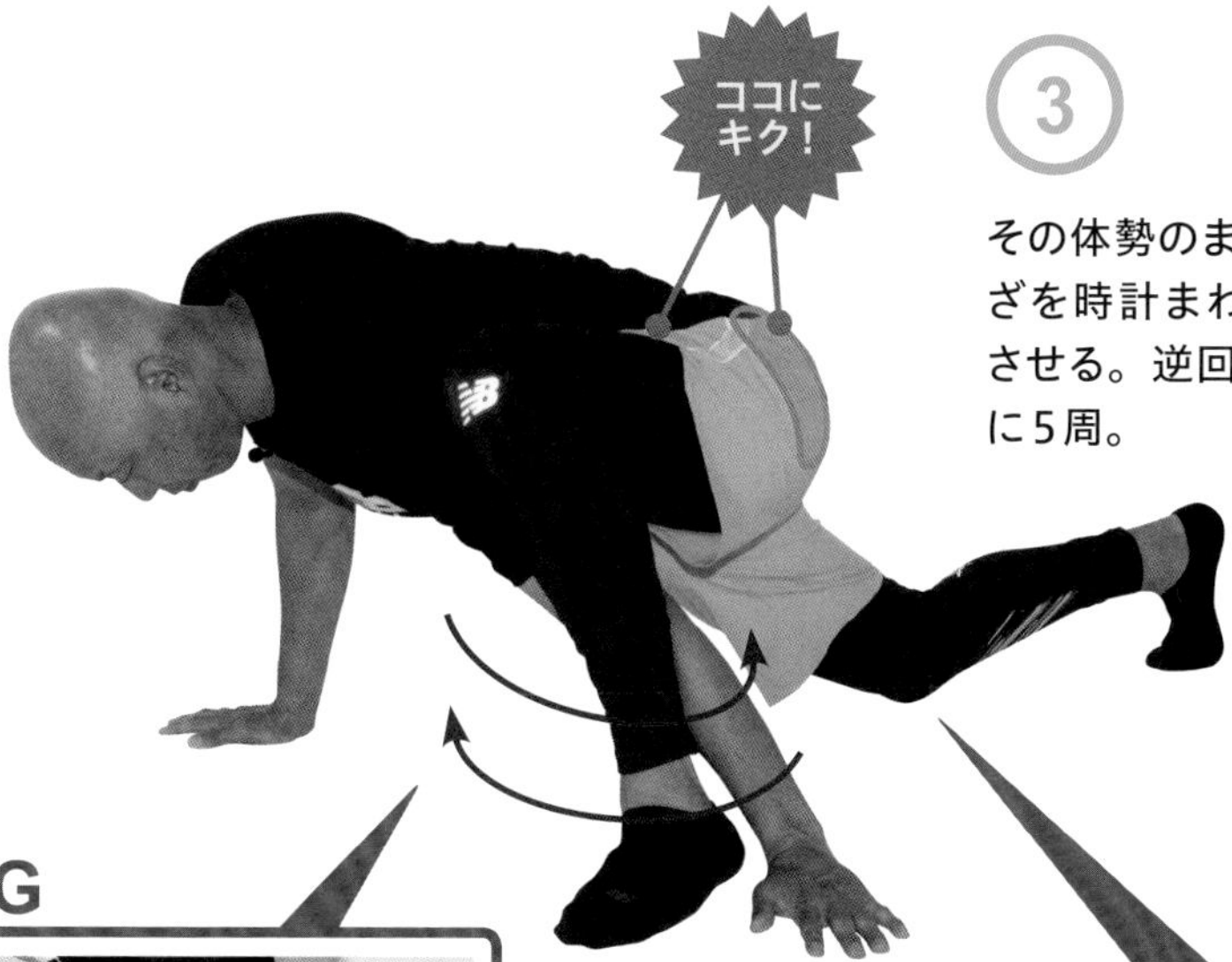

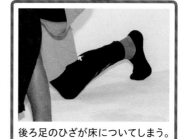

NG

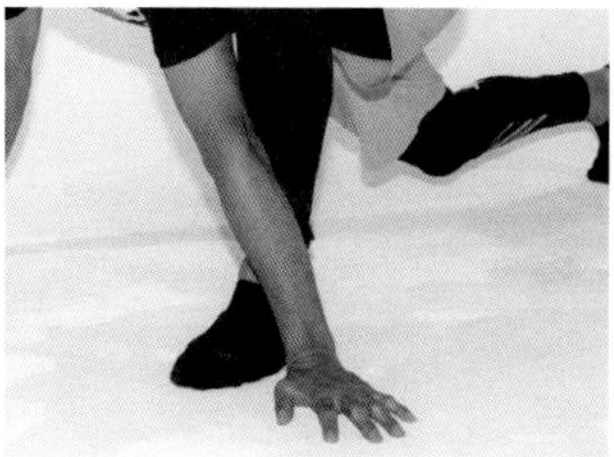

手を外側から回してしまう。

NG

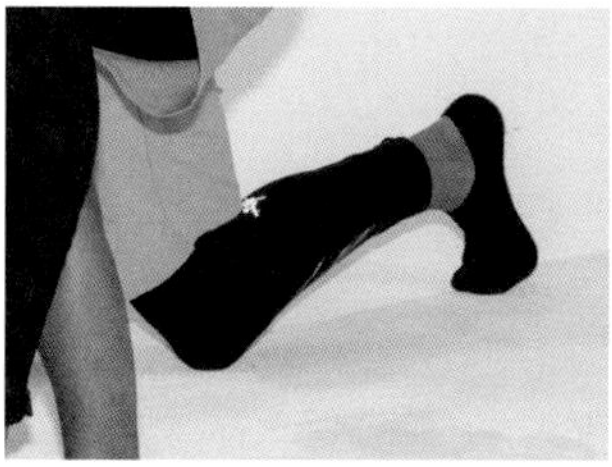

後ろ足のひざが床についてしまう。

動画でチェック

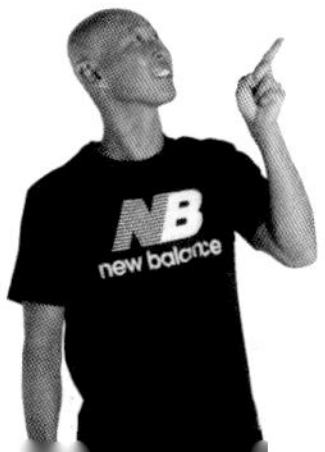

股関節の柔軟性は野球にも必要！
怪我の予防にもなるんです。

ひちょりヒストリー HICHORI HISTORY

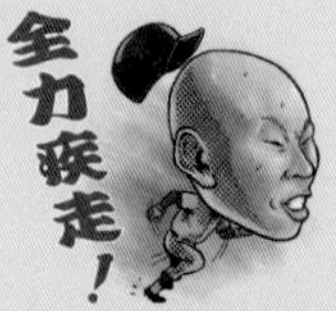

高校時代編

野球に明け暮れた高校時代。つらい、サボりたいと思うこともしばしばありました。でも、それをはねのけてがんばることで甲子園出場。ココロの持つ強さを知った青春時代でした。

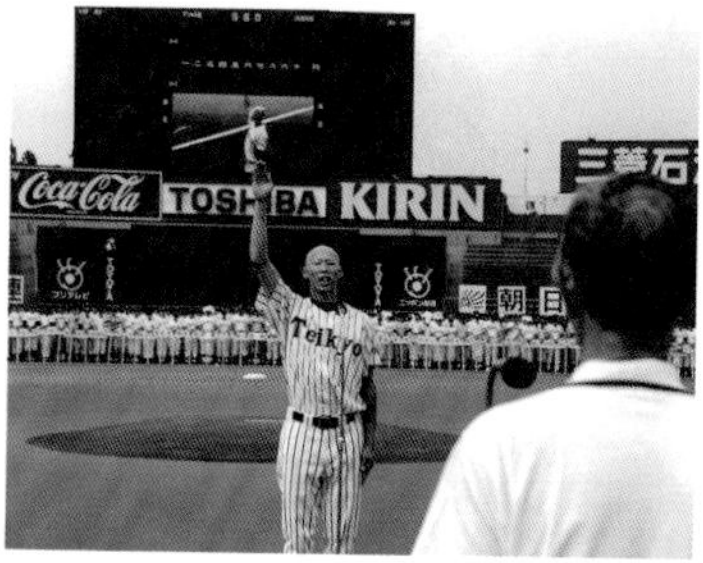

高校３年生の夏、キャプテンとして参加した甲子園予選では、開会式で選手宣誓を務めました。

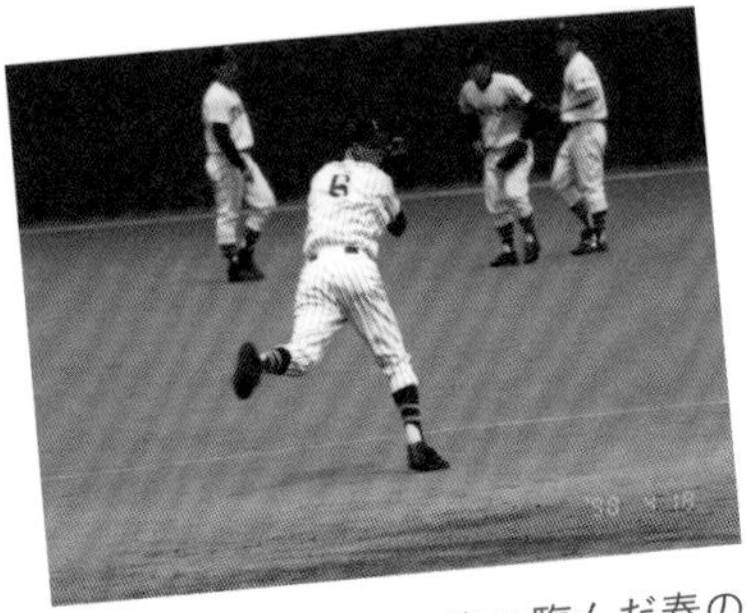

秋に負けた悔しさを胸に臨んだ春の大会では、みごと東京大会を勝ち抜き関東大会に出場しました。

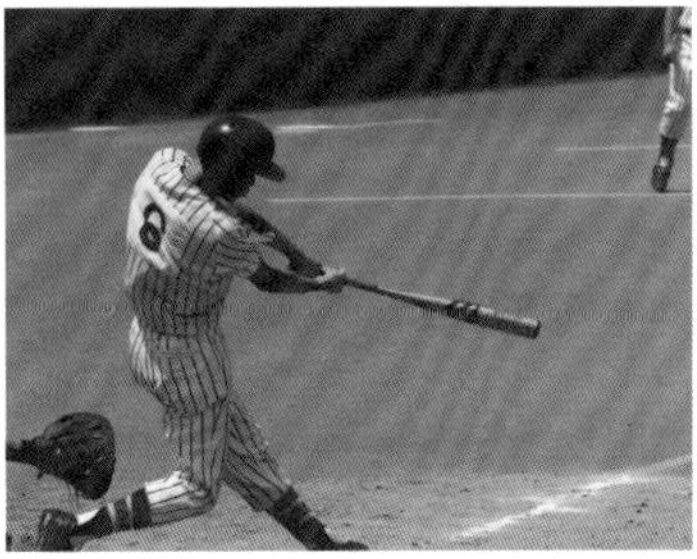

３年の夏には甲子園に出場。その年、ドラフト４位で日本ハムファイターズ（当時）に入団したのです。

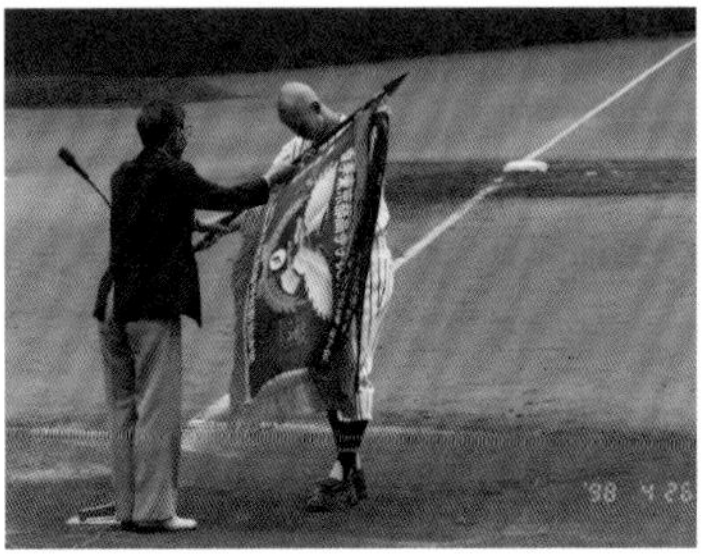

強豪・帝京高校に入学して初めて経験した優勝。次は「甲子園出場」と誓った瞬間でしたね。

Chapter

3

メンタル体操が「あらゆる悩みに効果的」な理由

自分では「カラダは元気」と思っていても、カラダのほうは悲鳴をあげていることも。メンタルも同じです。がんばろうという気持ちが逆効果ということもあります。

ここでは、自分のカラダとココロの状態を客観的に見るためのポイントをご紹介します。カラダとココロのことをよく知って、じっくりと自分と向き合ってみてください。

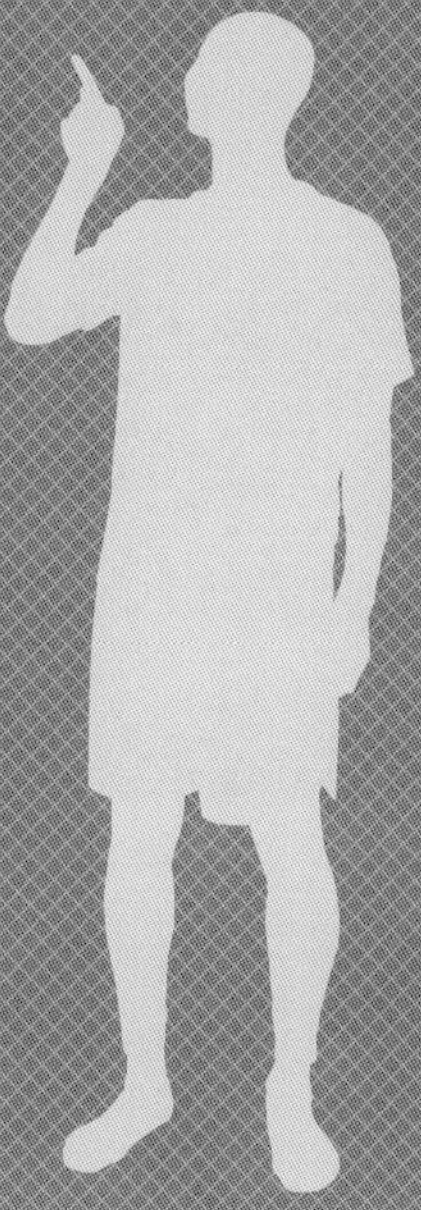

1 自分のカラダの状態がすぐわかる、チェックポイント5

自分のカラダがいまどんな状態にあるのかを知ることは、とても重要なことです。

18ページの「ダメな姿勢のチェックポイント」では、自分の姿勢をチェックする方法を説明しました。ここでは、そのほかにチェックすべき5つのポイントを挙げます。

この5つの項目のどれかひとつでも当てはまる場合は、筋肉や関節が硬かったり、カラダのバランスが悪かったりと、まだカラダが本調子ではないと考えてください。

ただ、いまチェックポイントに該当していても心配する必要はありません。メンタル体操をやっていれば、いつのまにかできるようになっていますから。**カラダの調子がよくなっていく手応えを感じるのと同時に、自然とメンタルも上がっているはずです。**

1. 前屈したときに指が床につかない
2. 両手を後ろで組んで上げられない
3. 片足で立って30秒間止まっていられない
4. 反動をつけないとイスから片足で立ち上がれない
5. 腹筋運動で1回も起き上がれない

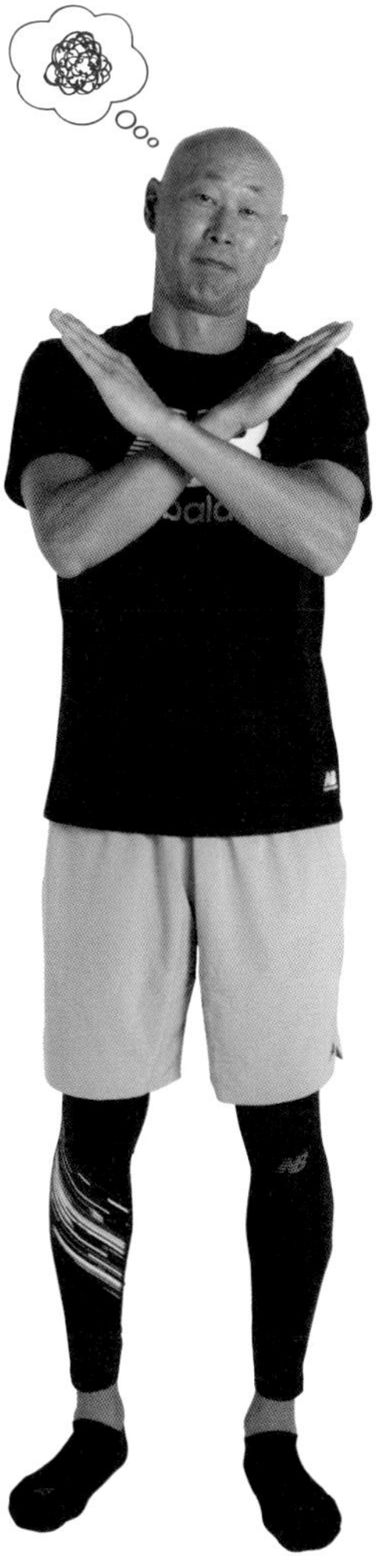

2 「気づかないうち」のメンタル低下を、カラダからチェックしよう

忙しく過ごす毎日、仕事が山ほどたまるときだってあるし、プライベートでうまくいかないこともある。心配事がまったくない生活というのは、ありえません。だから、心配事があること自体は問題ではありません。それよりも**「気づかないうち」に心配事がココロを占めて、メンタルが下がってしまうことのほうが問題**です。だから、ちょっと頭を悩ますことなどがあったら、一度立ち止まって自分のメンタルをチェックしてみてください。次のうち、いずれかに当てはまっている人のメンタルは、いま下がっている状態かもしれません。

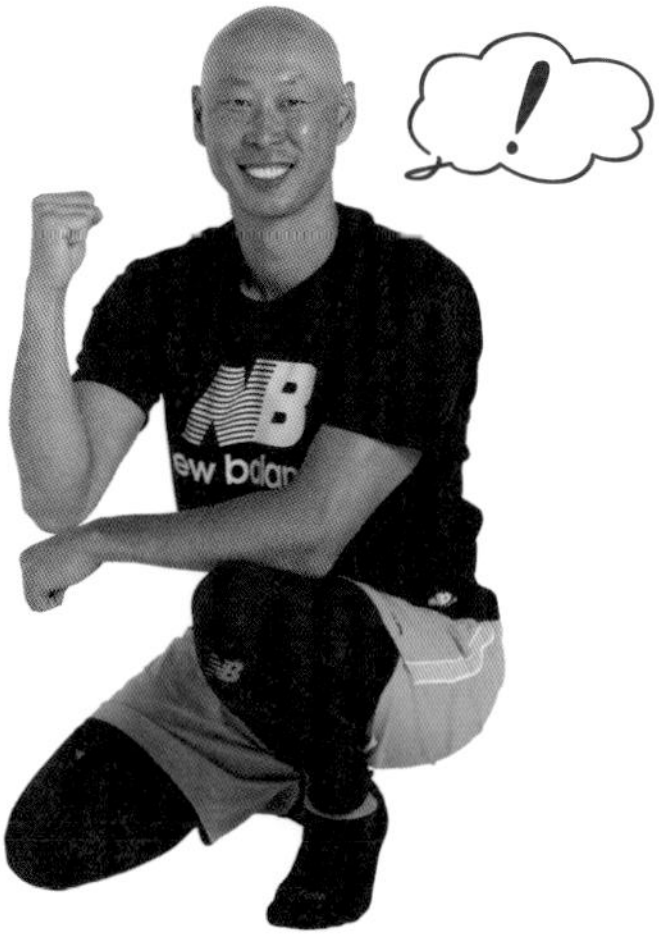

メンタルが落ちているときの特徴

●背中が丸まっている。

●顔が下を向いている。

●動き出しが遅い。何かあったときパッと動けない。

●どっしりと地面に立っていない。

●声が小さい。

「気づかないうちに」こんな状態になっていた＝自分のメンタルが下がっていることを自覚したら、意識して、上を向いたり胸を張ったりしてみましょう。また、メンタル体操には、丸まった背中を伸ばす、カラダの動きを滑らかにするための体操がたくさんあるので、実践すれば自然とメンタルは上向きになっているはずです。体操のうち1個だけでもやってみるというのも効果がありますよ！

「まだ平気」と思っていても、
一度立ち止まって
チェックしてみて！

3 カラダと向き合い、やりたい体操を選ぼう

メンタル体操は第1、第2と、「ながら体操」の3部構成になっています。本書では、体操の順番や回数などを〝理想〟のカタチで説明してあります。ですから、実際に体操を行う際には、毎日そのすべてを通してやる必要はありません。回数もあくまで目安だと思ってください。

「今日は時間がないので、ここだけやろう」。「あまり気が乗らないから、今日は3つの体操をしてカラダをほぐすだけにしよう」。「肩コリがひどいから、とりあえず肩を動かす運動だけしよう」。そんなふうに**自分のカラダと向き合って、部位、時間、回数をチョイスして体操を行ってください。**

メンタル体操第1、第2、「ながら体操」の3つを、大きく5つの部位に分けてみました。次の表を参考にして、どこを伸ばしたらいいか、その際にどの体操をやったらいいか選んでみてください。

気になる部位別　体操一覧表

ふくらはぎ、もも

かかとつけストレッチ（P.40）

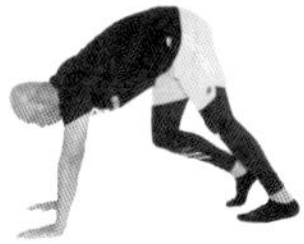

イスに座りながら大腿四頭筋ストレッチ（P.124）

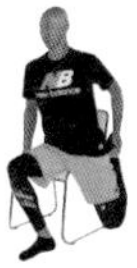

股関節

ひじ押し開脚（P.46）

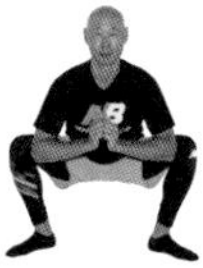

股関節グルグル（P.66）

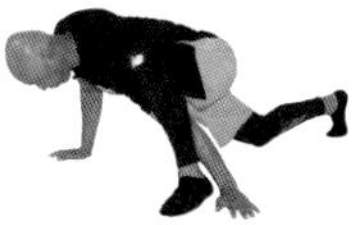

肩甲骨、肩関節

斜めグルグル！タオル（P.50）

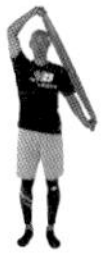

猫ストレッチ（P.62）

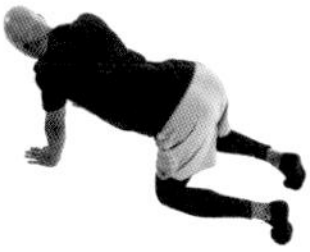

脇腹などカラダの脇の筋肉

カニダンス（P.56）

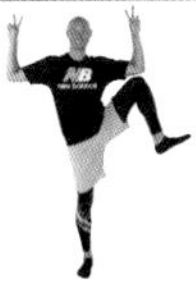

ローボールヒッター（P.90）

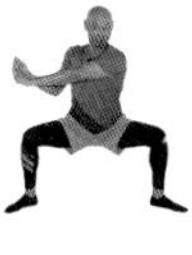

首

イスに座りながら首後ろストレッチ（P.116）

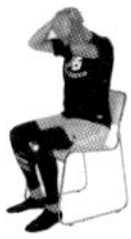

イスに座りながら首横ストレッチ（P.117）

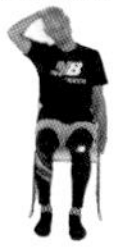

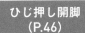

4 人間の運動能力は8つから成り立っています!

「あの人、運動神経がいいなあ」と言うことがありますが、実は、これは間違いというか、曖昧な表現なんです。人間の8つの運動能力のうちのどれが優れているのかわからないからです。

- **筋力**――重いものを動かす力
- **筋持久力**――長時間、筋力を活動させる力
- **瞬発力**――カラダを動かすスピード
- **柔軟性**――筋肉の柔らかさ、関節の可動域
- **全身持久力**――心肺機能の高さ
- **敏捷《びんしょう》性**――すばしっこさ
- **巧緻《こうち》性**――カラダをイメージ通りに動かす能力

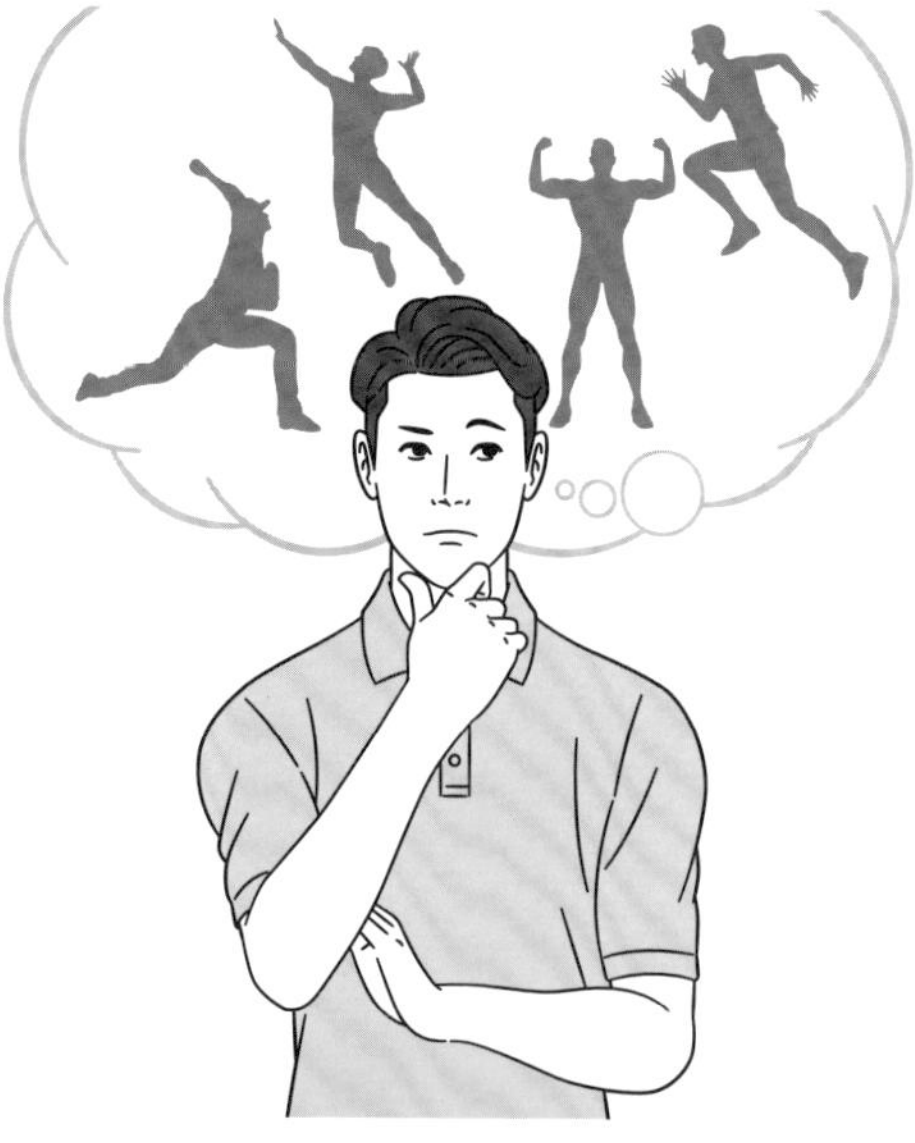

●平衡性――バランス

右の8つの運動能力のうち、敏捷性や巧緻性が高いと一般的に「運動神経がいい」と言われることが多いんです。この2つが組み合わさると、すばしっこくて、動きがキレイ＝バスケットボールやサッカー、野球の内野手など球技で活躍している姿が簡単に想像できると思います。そんな人たちには、やっぱり「運動神経がいい」って言っちゃいますよね。

一方、メンタル体操は8つの運動能力のうちの**「柔軟性」を特に高める体操です。**巧緻性、平衡性をアップさせる体操もありますが、ストレッチを中心として筋肉や関節を柔らかくします。**柔軟性の高さはカラダの正しい使い方につながり、怪我の予防や疲れにくいカラダづくりに役立ちます。**さらに、柔軟性はカラダの可動域を広げて、キビキビとした美しい動きも可能にしてくれます。メンタル体操をがんばれば、**「キレイな動き」をする人になれますよ。**

5 柔軟性の低下は加齢によるものではない？

「もう歳だからカラダが固くて……」。そんなふうに感じたことはありませんか？　前屈をやってみて手がまったく床につかずに驚いてしまうとともに、なんだかがっかりしてしまうこともあるかも……。でも、それ、**加齢のせいじゃないんです**。先ほどまとめた8つの運動能力のうち、年齢とともに低下していくのは筋力や平衡性です。**柔軟性の低下は加齢ではなく、生活習慣が招くもの**なのです。

ここでいう生活習慣というのは、生活サイクルのようなものではなく、**カラダの動かし方**です。これまで何度も言ってきたように、カラダが閉じた状態でちょこちょこ動いている

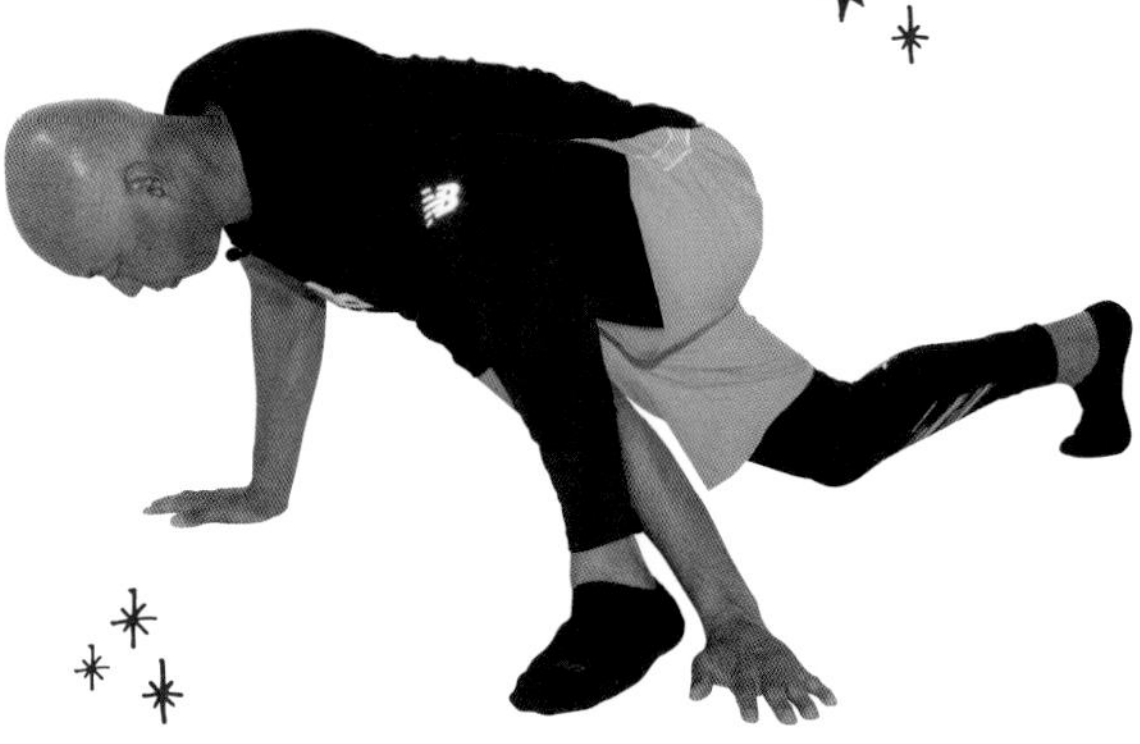

と、だんだん柔軟性が失われていってしまいます。それがまたカラダを閉じていき……という負のサイクルを生んでしまいます。

もう、言いたいことはわかりますよね。そうして閉じたカラダは、無意識のうちにあなたのメンタルを下げてしまう。**柔軟性の低下は、結果的にメンタルの低下にもつながってしまう**んです。

メンタル体操はストレッチで筋肉や関節の柔軟性を上げ、正しいカラダの使い方を身につけることができます。そうすれば自然とメンタルも上がるのです。

年齢を重ねてもハツラツとしている人って、カラダの動きがキレイだと思いませんか？　背中を丸めてトボトボと歩くのではなく、胸を張って一歩一歩が力強い、そんな素敵なカラダに近づくことができるんです。

**何歳からでも、
毎日少しずつ運動をすれば
柔軟性がアップします**

6 歩く姿は健康のバロメーター

日常の生活のなかでいちばん多い動作って何でしょう。それは「歩く」という動作です。仕事の日だって、休みの日だって、どこに行くにも歩くわけですから、当然ですよね。健康の話題になると「1日1万歩が目標」などとよく耳にしますが、それはやはり人間の動作として基本だからだと思います。

ただし、**がんばって1万歩歩いても歩き方が悪ければ、逆にカラダに悪影響を及ぼしてしまうことも考えられます。**必要以上にカラダが疲れてしまいますし、余計なところに負担がかかり、怪我をしてしまうこともあります。正しい歩き方を知り、意識しながら歩いてみましょう。

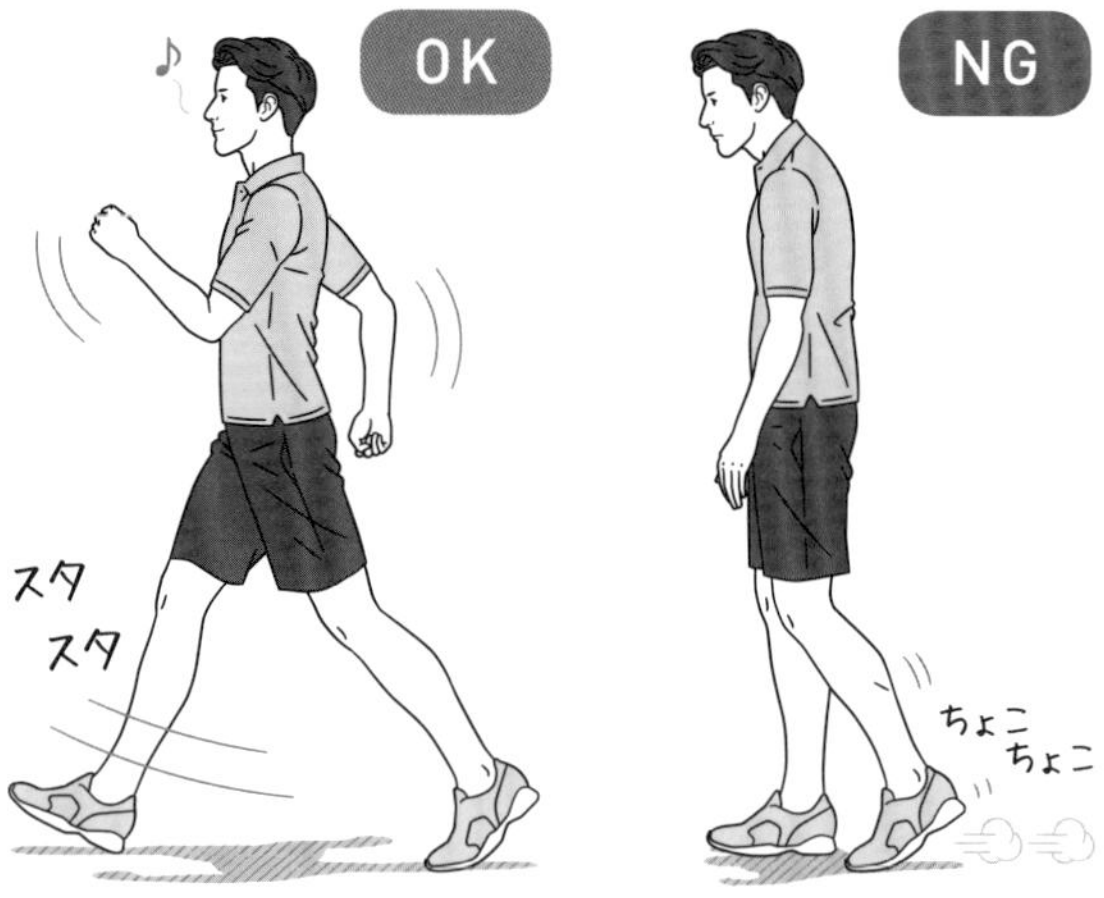

NG

●**ひざの下の脚だけを動かして小股で歩く**

↓ふくらはぎ、ひざ、足の裏に負担がかかり、疲労が蓄積しやすい。

●**猫背で歩く**

↓腰の筋肉などが緊張し、腰痛を招く。

OK

●**股関節を動かし、脚全体で大股に歩く**

↓最小限の力で最大限のエネルギーを生み出す。全身の血行促進にもつながる。

股関節やふくらはぎなどが硬い場合は、大股で歩くのにひと苦労するはずです。大股で歩くのがつらいなと感じたら、「あしつかみひざスイング」（42ページ）などで改善しましょう。

7 メンタルとカラダと老化

メンタルが下がった状態が続くと、脳の働きに影響が出てしまいます。ネガティブな状態でいると、脳も疲れてしまうわけです。そうなるとカラダにも不調が出る。簡単に想像できますよね。これは生理学的にも証明されていることだそうです。カラダの不調のなかには、老廃物の排出などに関係する自律神経の働きが悪くなることも含まれます。だから、メンタルの不調は文字通り老化につながるのです。

それとともに、ネガティブな毎日では「雰囲気」も老いてしまうと僕は考えています。メンタルが下がっていて、とぼとぼと歩いているような姿は老いを感じてしまいます。やはり年齢を重ねても若々しい人は、ハツラツとした人が多いですよね。そういう人をじっくりと見てみると、実は**カラダの動きがキレイ**なんです。胸を張ったキレイな姿勢をしているし、歩く姿も関節が上手に動いていて颯爽としています。年齢を聞いてびっくりするほど若々しいこともあります。

　つまり、メンタルとカラダと老化は密接につながっているんです。**無理なくカラダを動かすこと。メンタルをポジティブに保つこと。そして、それが老化を予防すること。**この3つは連動して関係し合っているんです。だから、メンタル体操でカラダを動かすとともにメンタルもポジティブにすることで、老化防止につなげましょう。

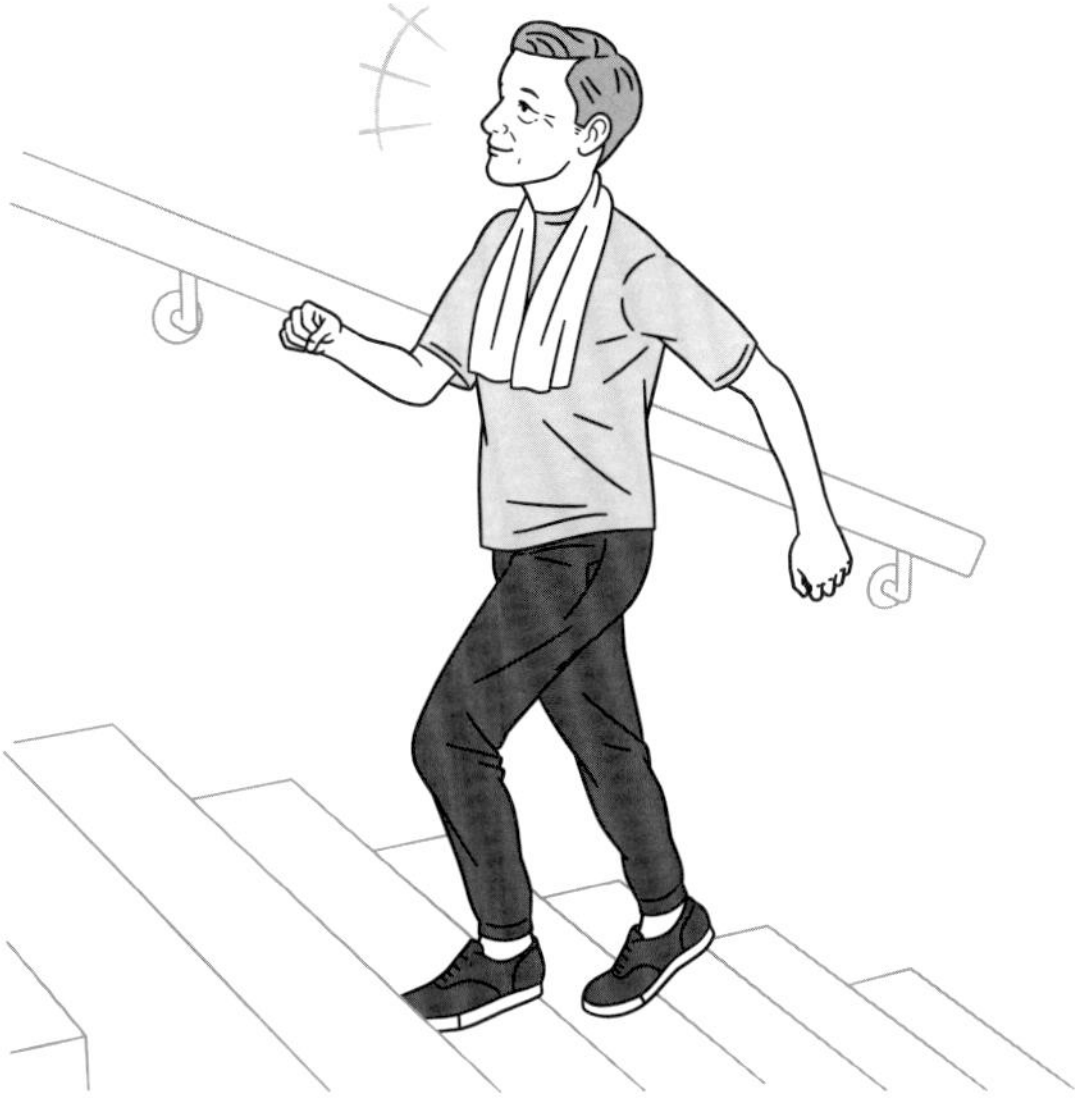

メンタル体操でごはんがうまい！

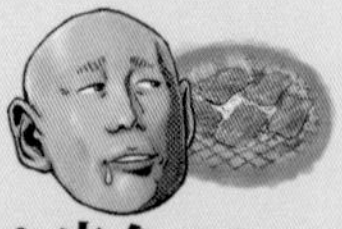

現役時代は朝が苦手……という話をしましたが（14ページ）、本当に苦手だったんです。それを変えたのが、「ごはん」だったと言ったら笑われてしまうでしょうか。

若手のくせに練習に遅刻したことだって一度や二度ではない。はい、僕のことです。朝が嫌いだったんです……。朝起きると「また１日が始まるのか……」と、そんな気持ちになった日もたくさんありました。それを変えたのが「ごはん」なんです。

ある年の春のキャンプのときです。「朝のウォーミングアップのときに気分がのらない」ということがあって、これをどうにか変えたいと思いました。いろいろ試してみましたが、いちばん合っていたのが、軽い体操でした。朝起きて、軽い体操をする。そうすると、朝ごはんがものすごくおいしかったんです。それまでは何とも思っていなかったごはんが、うまい、うまい。それでココロが軽くなって、グラウンドでもカラダが軽かった。これが功を奏したのか、その年から監督やコーチに目をかけてもらえるようになったのです。

これはいまも変わりません。前日の夜、どれだけ飲んでも８時頃には起きる。朝の早いゴルフの日だって、予定の１時間前には起床。そしてシャワーを浴びてストレッチ。だから、ごはんがうまい。だから、１日が楽しい。メンタル体操は朝の克服法になるんです。

Chapter

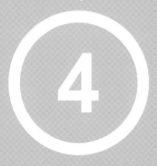

④

自分史上最高の体調と精神を手に入れる！「メンタル体操第２」

第２体操は、ストレッチ中心だった第１に比べて、全身運動や筋肉にちょっとだけ負荷をかけるような、運動能力の向上に関わる体操が入ります。

でも、目的は変わりません。カラダをラクに動かせるようにすること。そしてメンタルを前向きにすること。ぜひ楽しみながらチャレンジしてください。

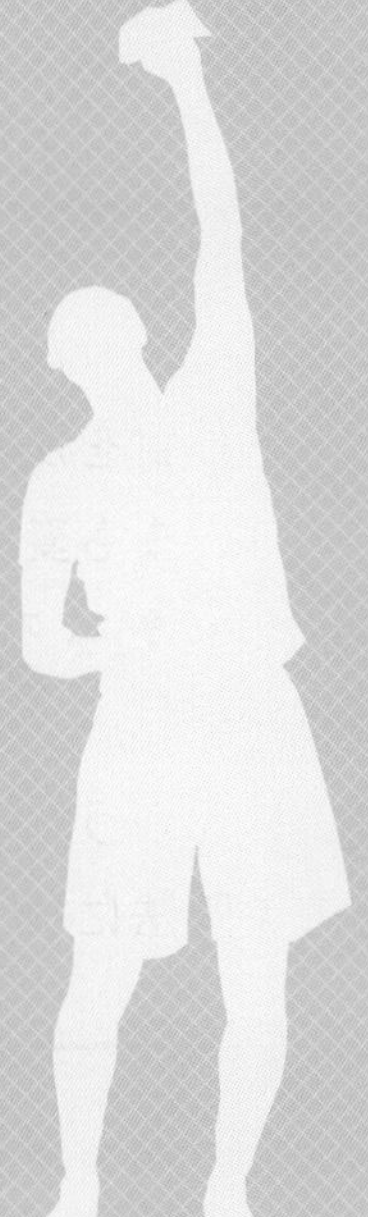

メンタル体操第2の全体像

第２体操はストレッチに加えて、カラダを動かすエクササイズも登場。柔軟性アップとともに、必要な筋肉を整えることでカラダが喜びます。楽しみながらトレーニングをすることで、気分も爽快に！

1

足首持ち屈伸

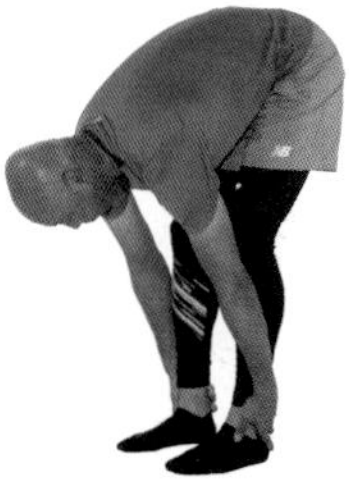

ももの裏側のストレッチ。ももの柔軟性がアップすると美脚効果あり！

2

ローボールヒッター

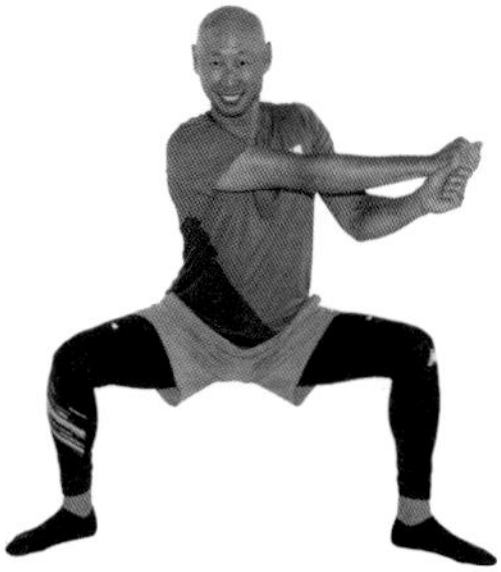

腰を落として足腰を強化。しっかり鍛えれば歩き方が美しくなります。

6

ティッシュアタック

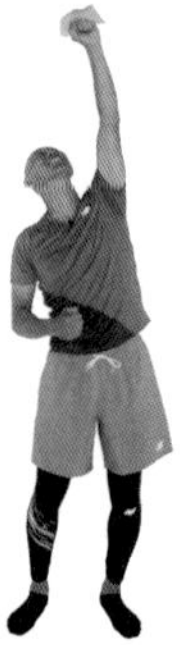

パンチを繰り出すエクササイズ。日々のストレス解消にも最適！

7

ハイパー四股ふみ

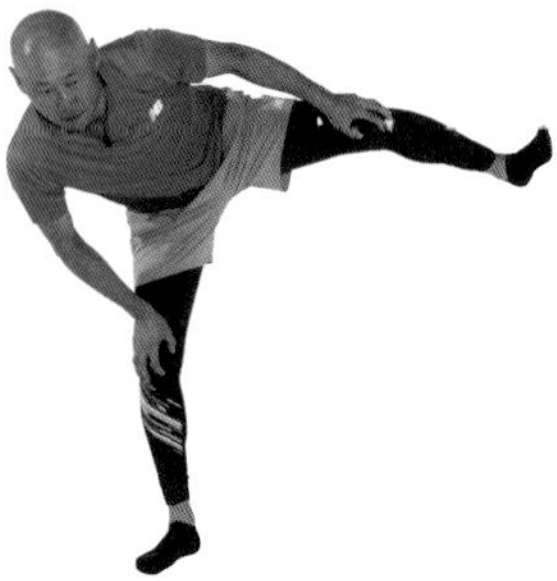

お尻と股関節、太ももを柔らかくして、スムーズに動くカラダに。

メンタル体操第２を通しでやりたい方は
こちらの動画をチェック

Chapter 1
Chapter 2
Chapter 3
Chapter 4
Chapter 5

3 あひる歩き

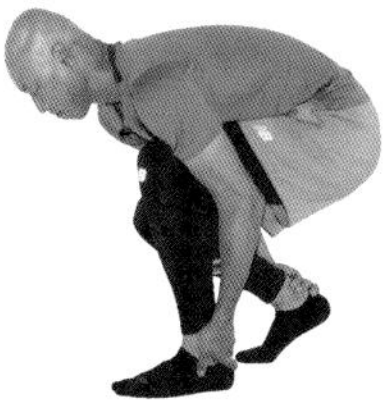

ももとお尻のストレッチで全身の血行をアップ。

4 逆四足歩き

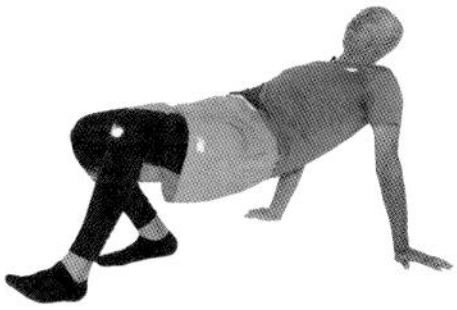

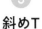

体幹を使ってカラダのバランスを整えて。

5 斜めT

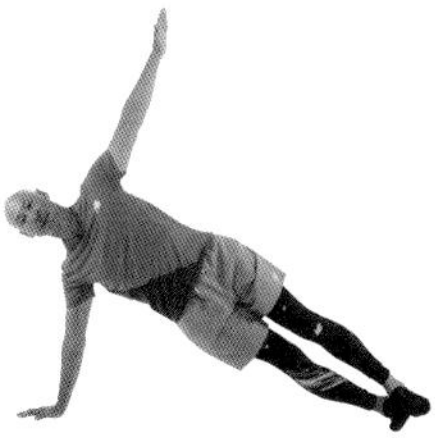

脇腹を鍛えて、疲れにくいカラダに。

8 ダイナミック・ハイハイ

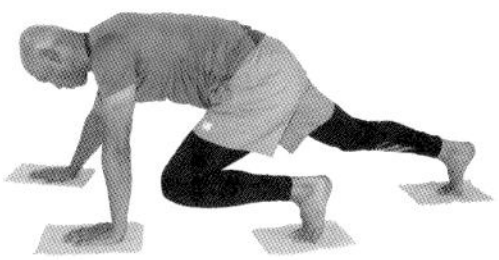

体幹を鍛えて、カラダがラクに動くようになる！

9 かえる倒立

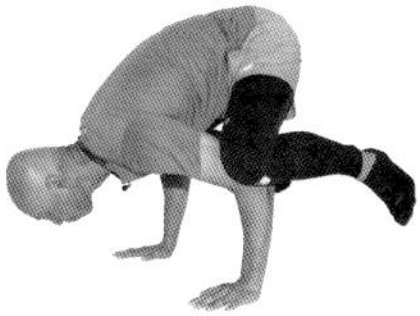

体重をうまくのせて、身体バランスをアップ。

10 片足スーパーマン

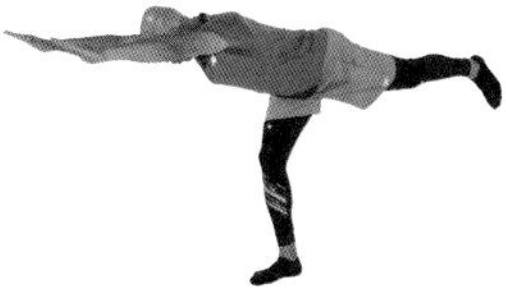

カラダがふらつかないバランスを身につけて。

足首持ち屈伸

もも裏を伸ばして姿勢を美しく

ももの前面を鍛え、裏側をストレッチします。かがむときにかかとが浮いてしまうのは、ももの裏側が固い証拠。ももの柔軟性が上がると、正しい姿勢が保ててスタイルがよくなります。

屈伸 10回

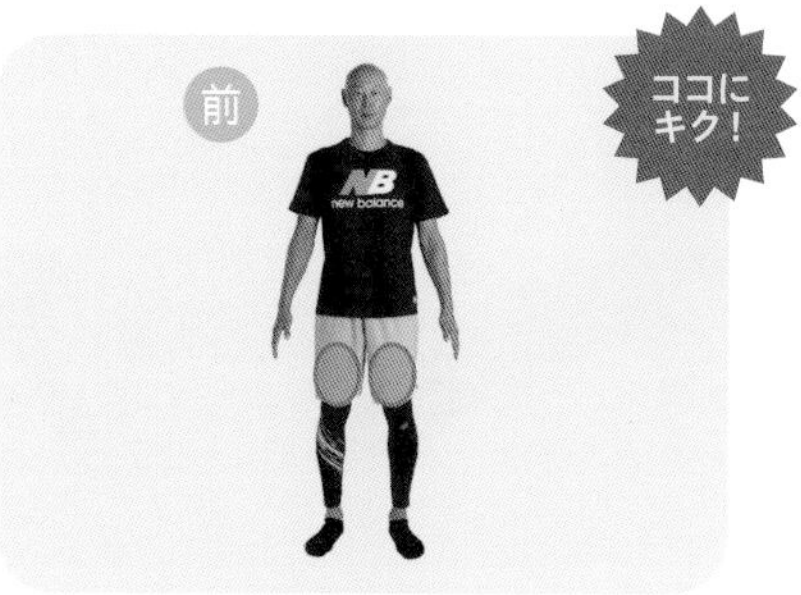

1

足を軽く開き、つま先をまっすぐ前に向けたまま腰を落とす。両手で後ろから、かかとをつかむ。

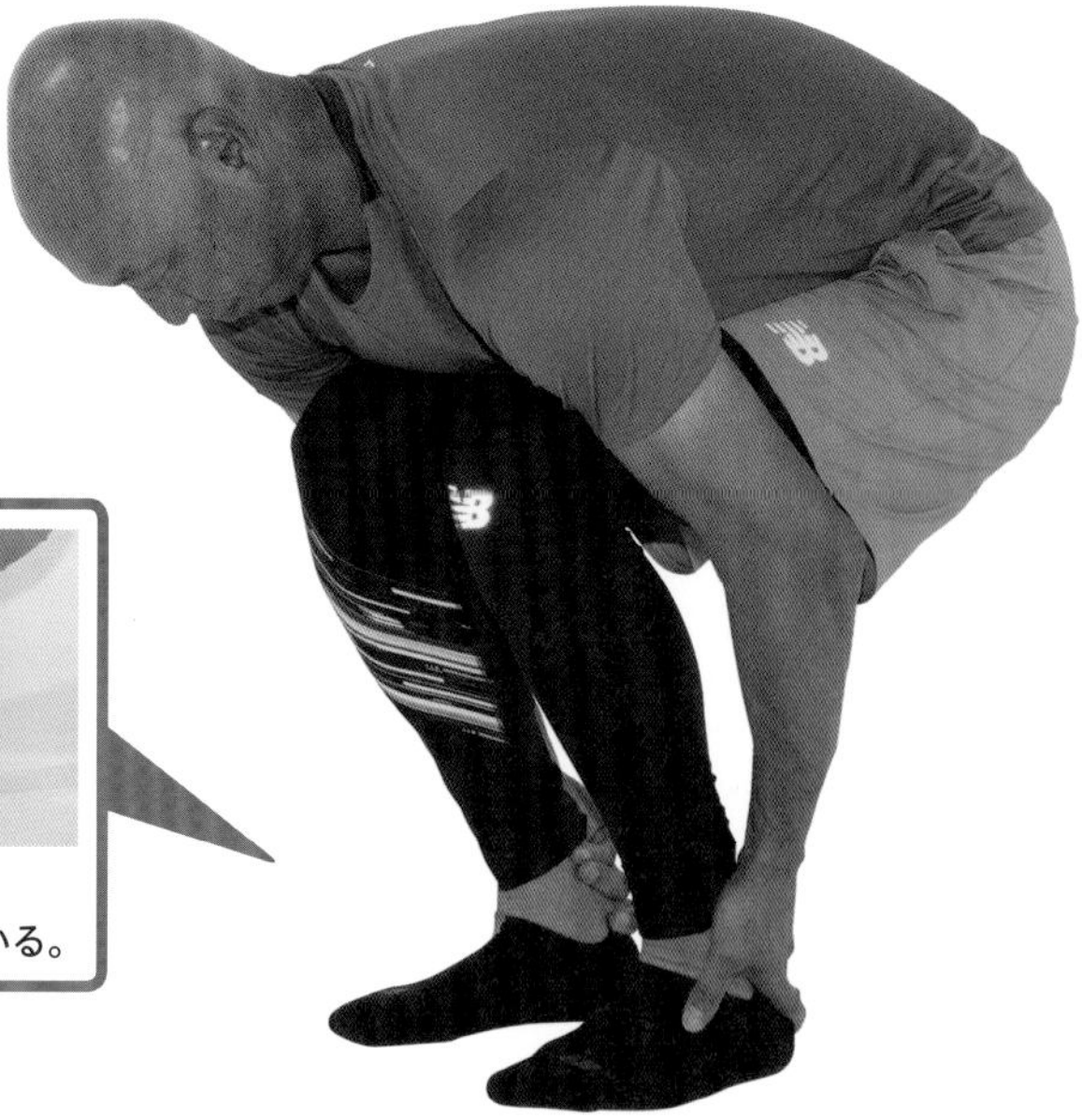

NG

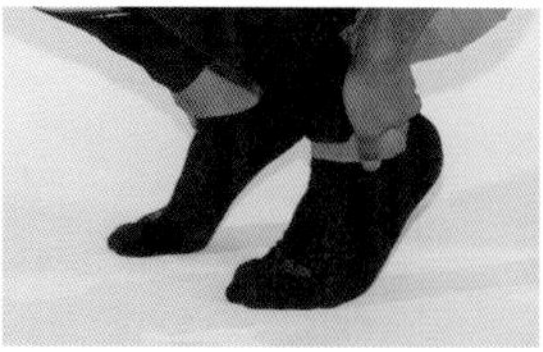

・かかとが浮いている。
・つま先が外側に開いている。

②

そのまま手を離さずに、
ひざの屈伸運動をする。

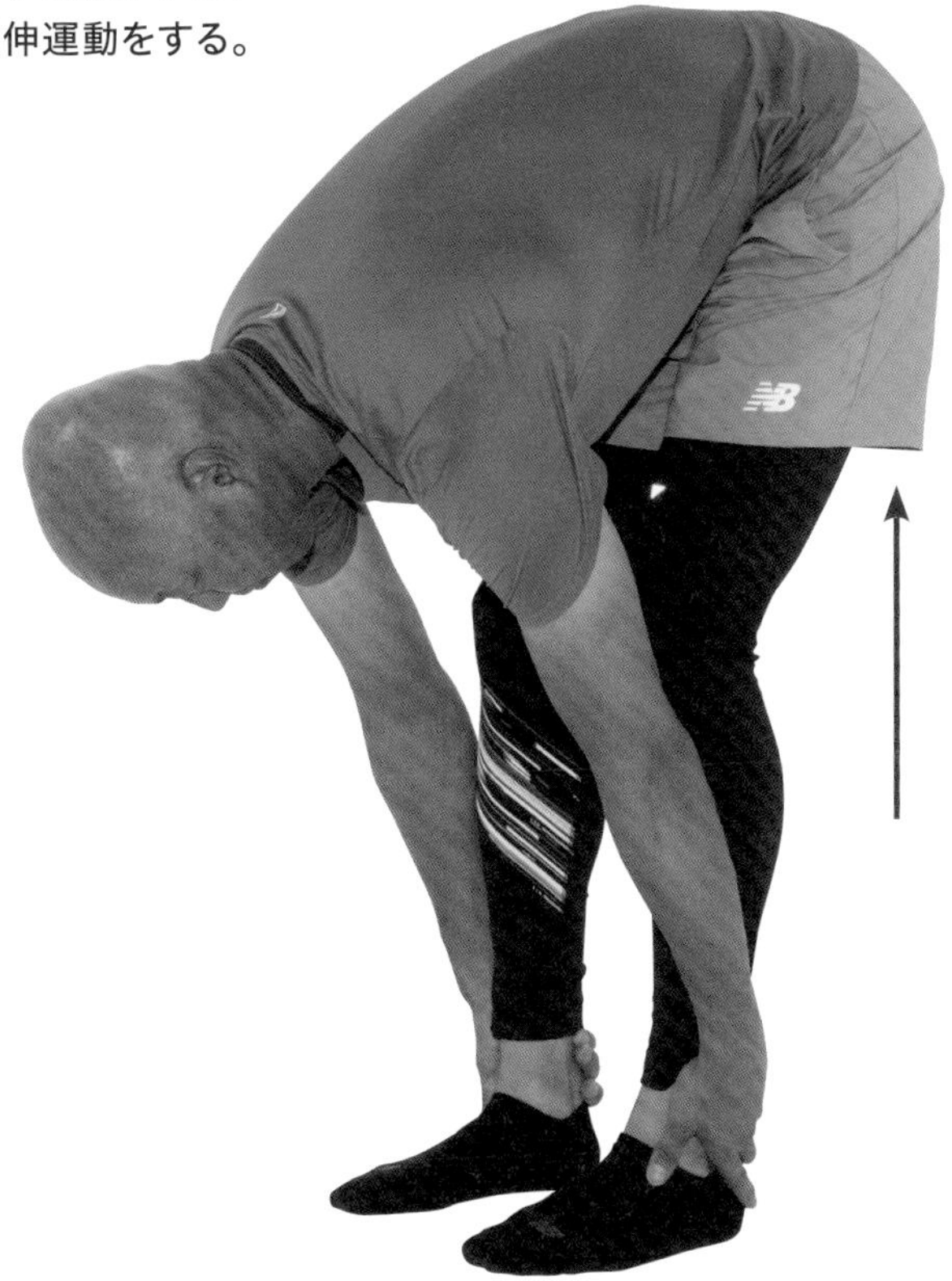

動画でチェック

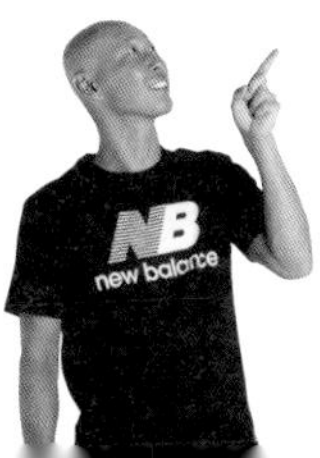

足首が硬い人はけっこう難しいかも。実は僕もそのひとりです。一緒に少しずつやっていきましょう！

ローボールヒッター

バットスイングで全身をしなやかに動かす

腰を落としたままバットスイングをするイメージ。スクワットにも似た、少し筋肉に負荷のかかる運動です。足腰が強化され、しっかりした歩き方ができるようになります。

左右交互に 10 スイング

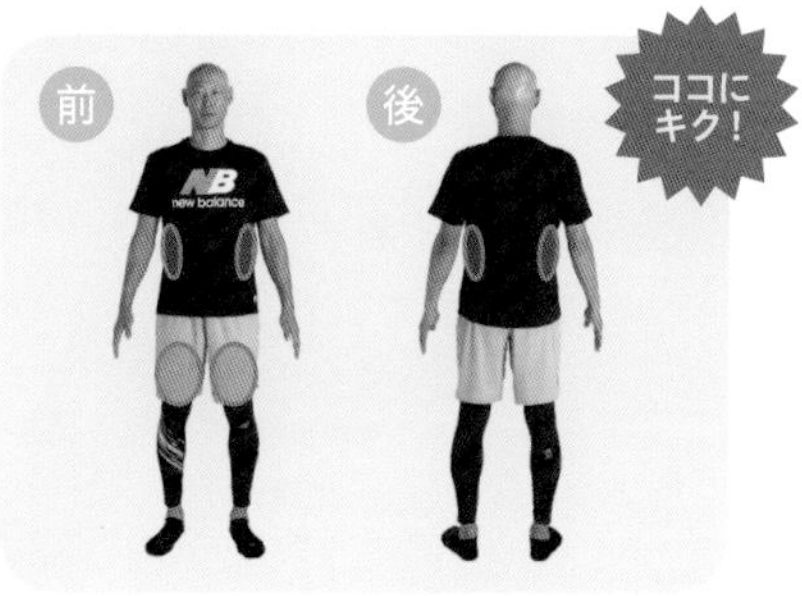

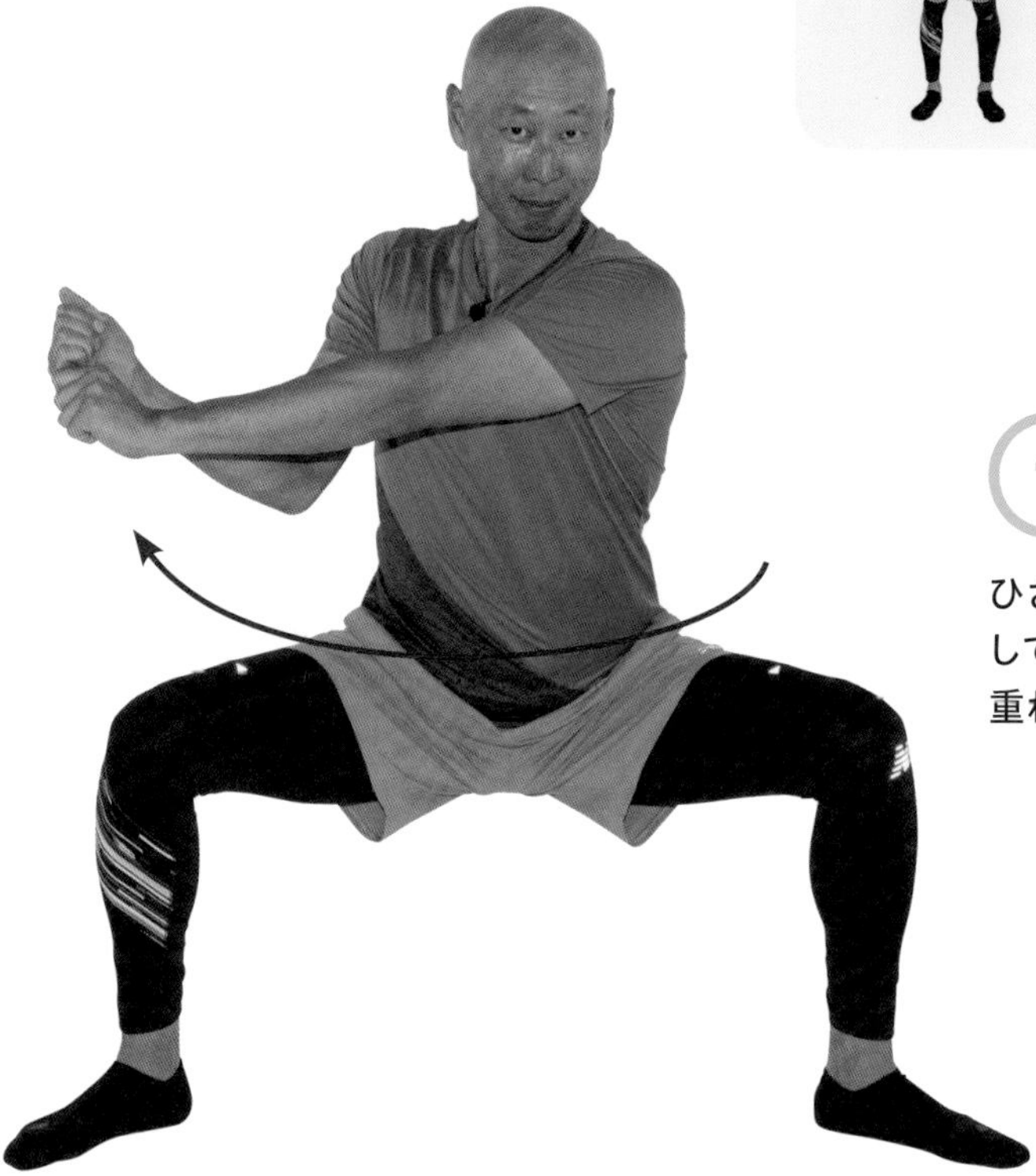

1

ひざを横に広げるようにして腰を落として両手を重ねる。

NG

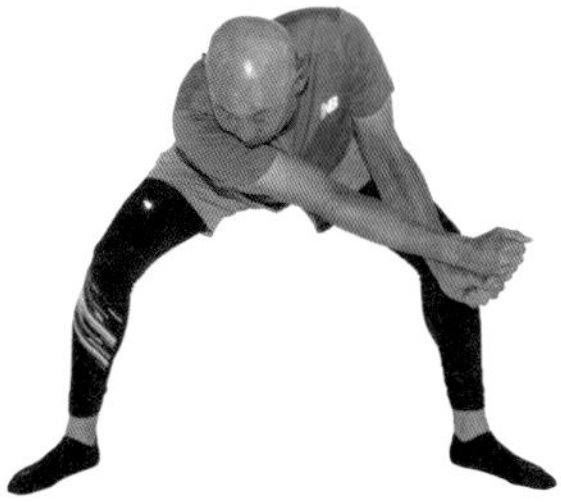

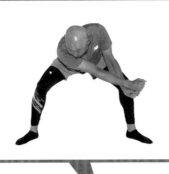

・腰の位置が高い。
・腰を回さず腕だけ
振っている。

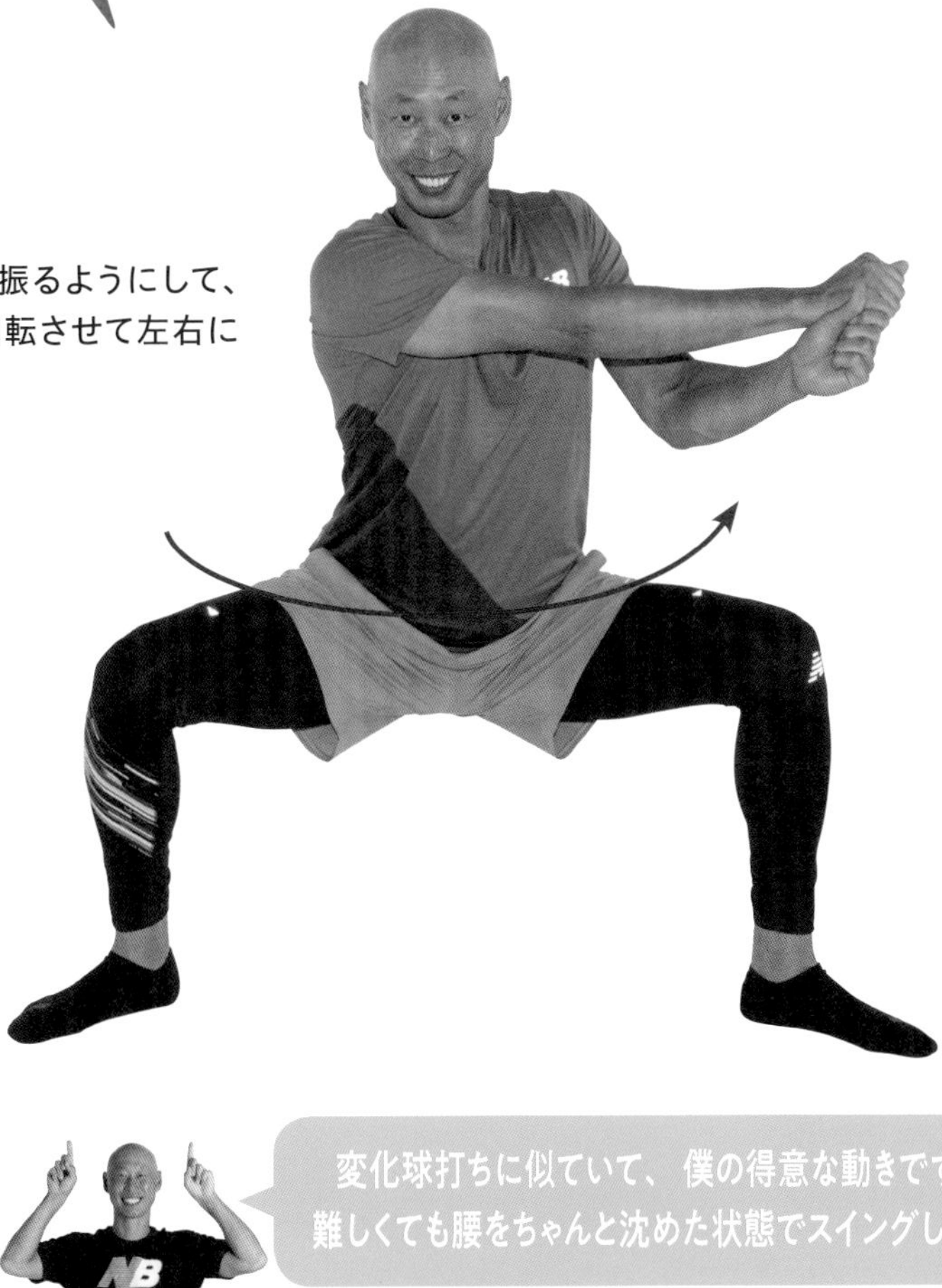

②

バットを振るようにして、
腰から回転させて左右に
ひねる。

動画でチェック

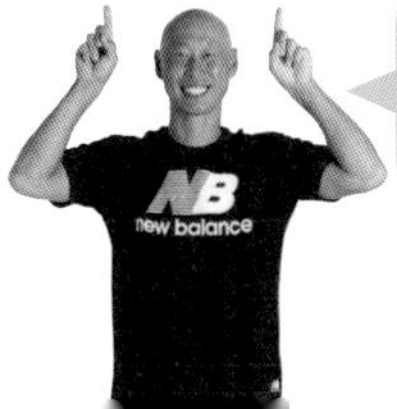

変化球打ちに似ていて、僕の得意な動きです!
難しくても腰をちゃんと沈めた状態でスイングして。

あひる歩き

お尻、ももの柔軟性をアップ

ももの裏側からお尻までの柔軟性が上がると全身の血行がよくなり、老廃物の排出も促進されます。また、もも裏の柔軟性アップには美脚効果もあります。

前へ 10 歩

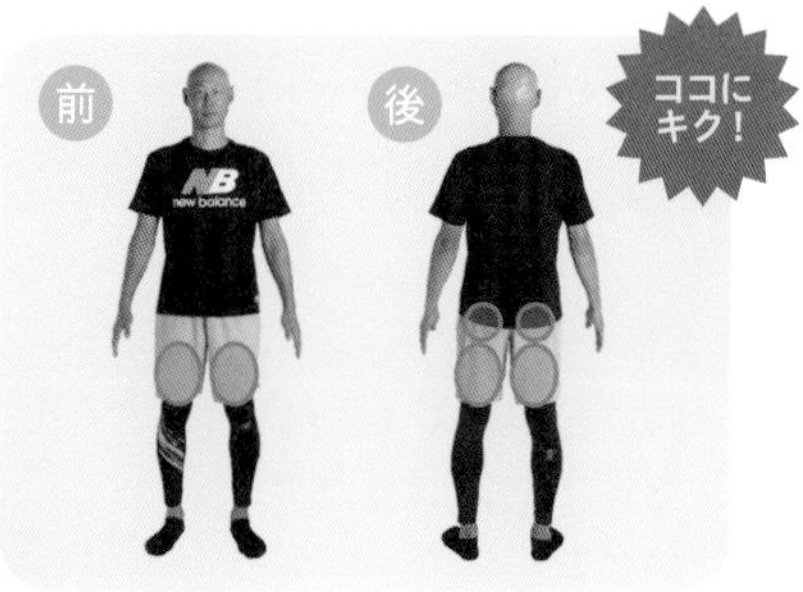

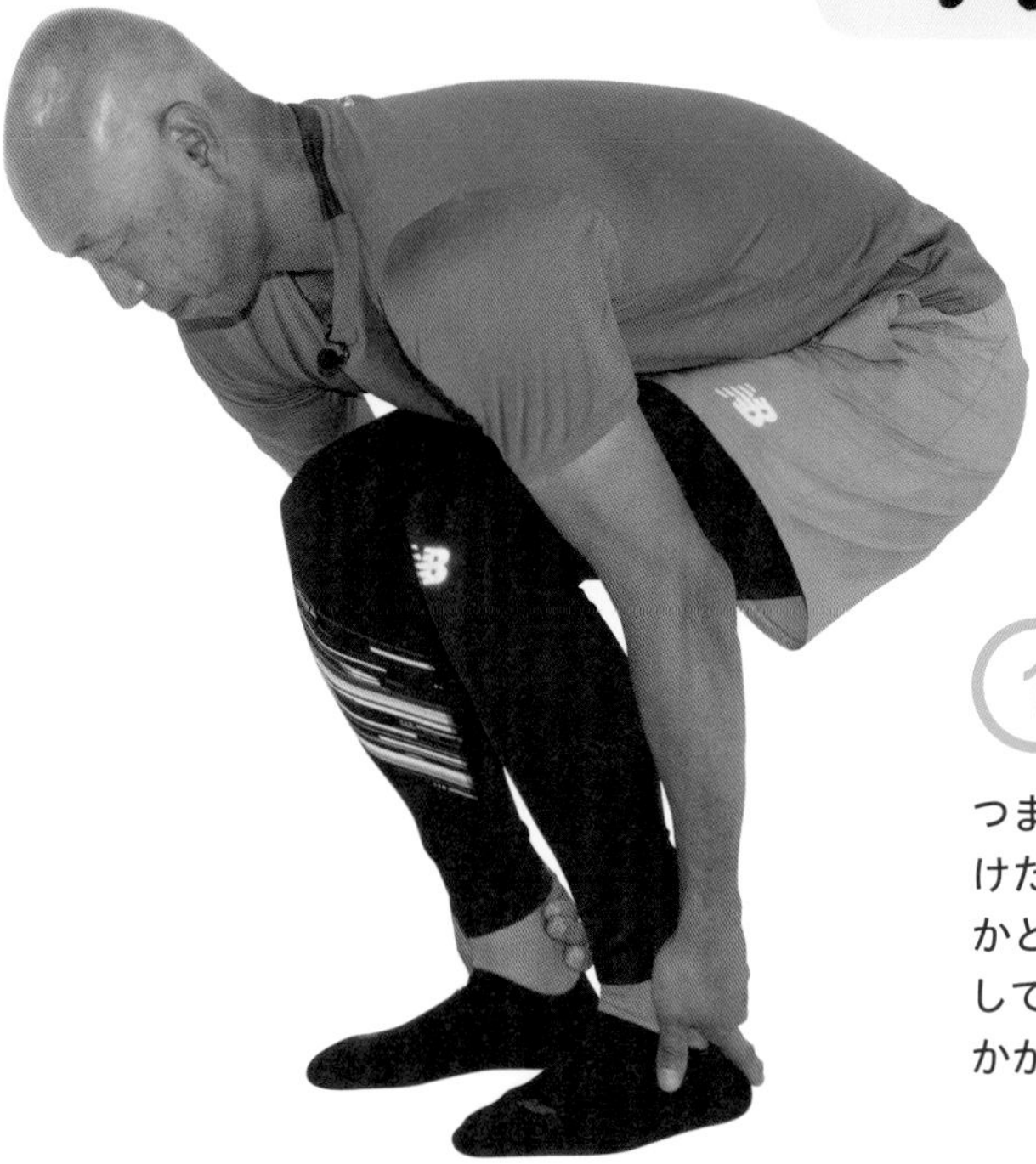

①

つま先をまっすぐ前に向けたまま腰を落とす。かかとを浮かさないようにして、両手で後ろから、かかとをつかむ。

NG

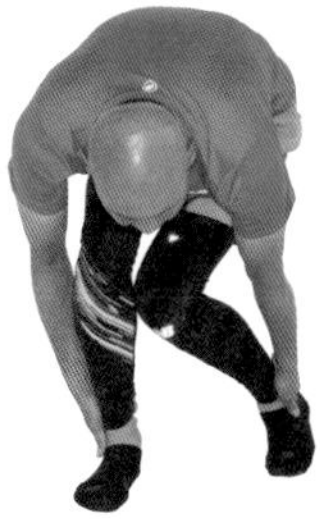

・ひざが内側に入ってしまう。

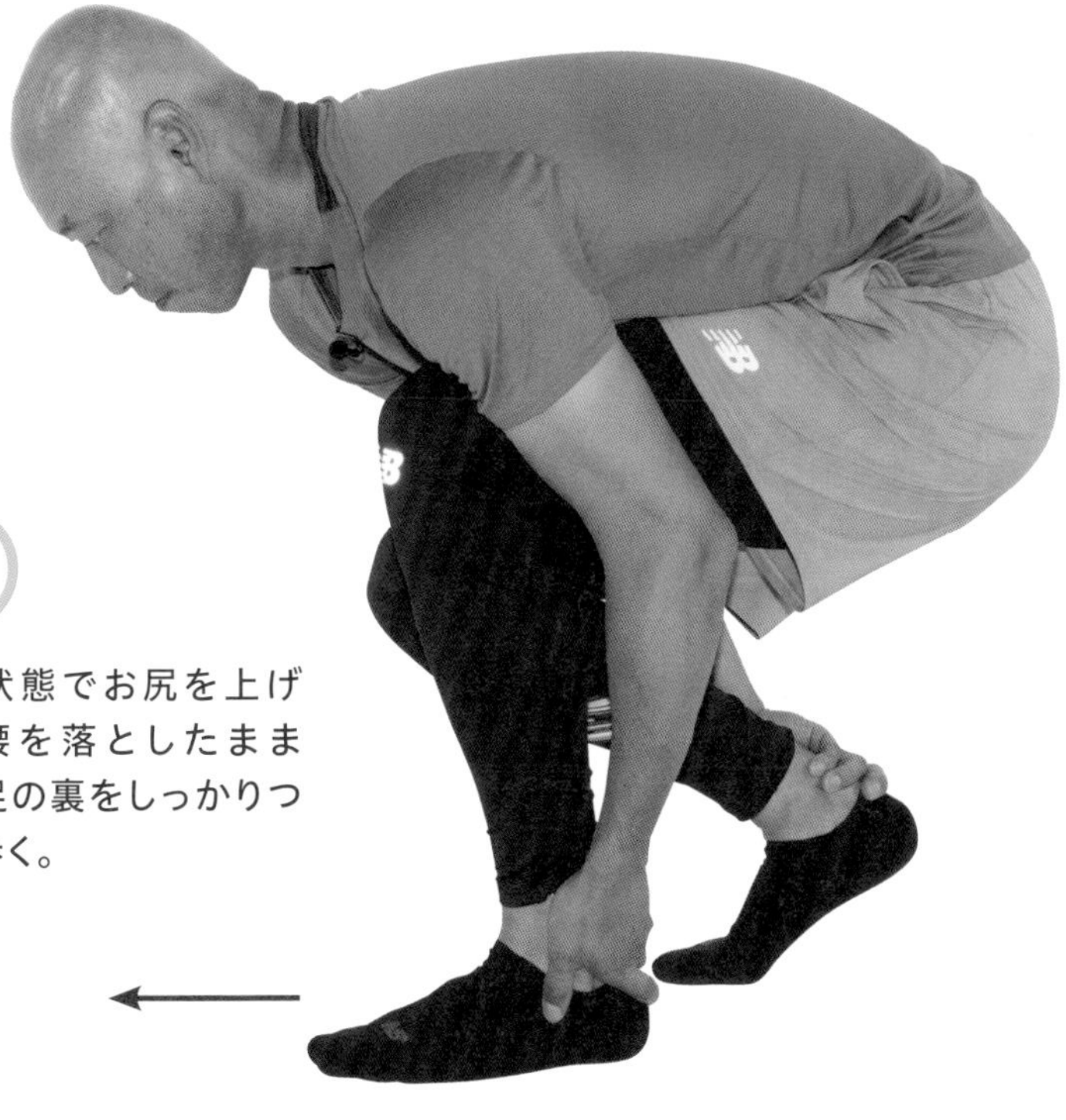

2

その状態でお尻を上げず、腰を落としたままで、足の裏をしっかりつけて歩く。

動画でチェック

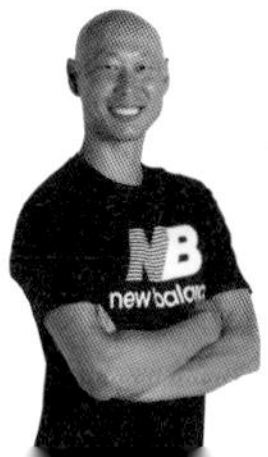

コツは「目線を下げすぎない」こと。かかとを持つのが厳しければ、ふくらはぎを持つところから始めてみて。

逆四足歩き

体幹を鍛えてカラダのバランスを整える

赤ちゃんのハイハイとは逆に、仰向けの状態で手足を使って歩くエクササイズです。体幹を使って動くので、カラダのバランスを整えることができます。肩関節の柔軟性もアップ。

5歩前進し、5歩後退

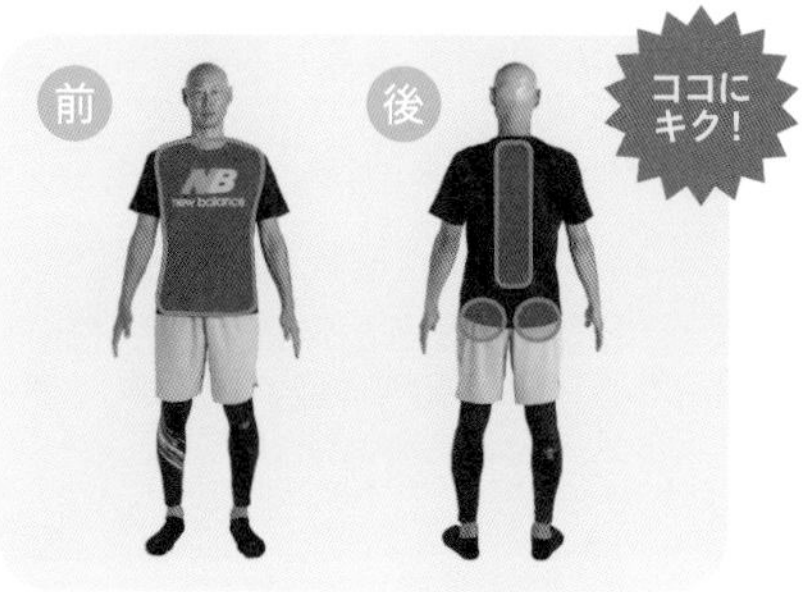

1

両手を後ろについて
腰を浮かす。

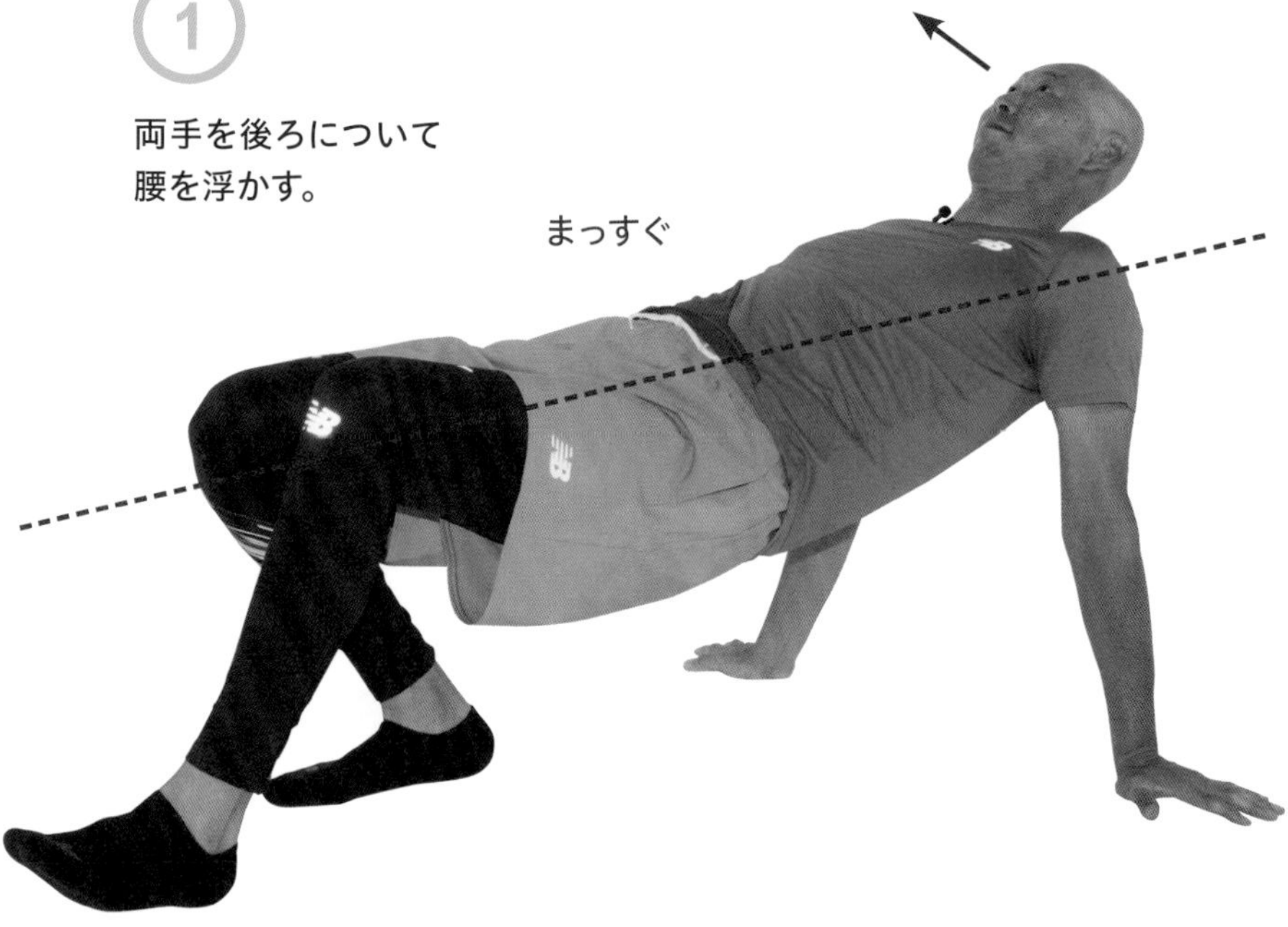

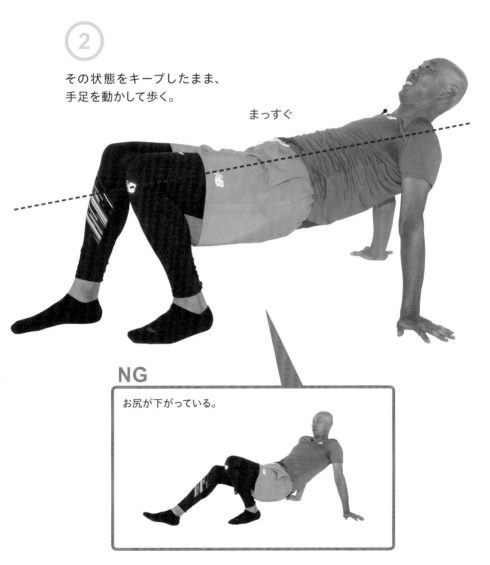

②

その状態をキープしたまま、
手足を動かして歩く。

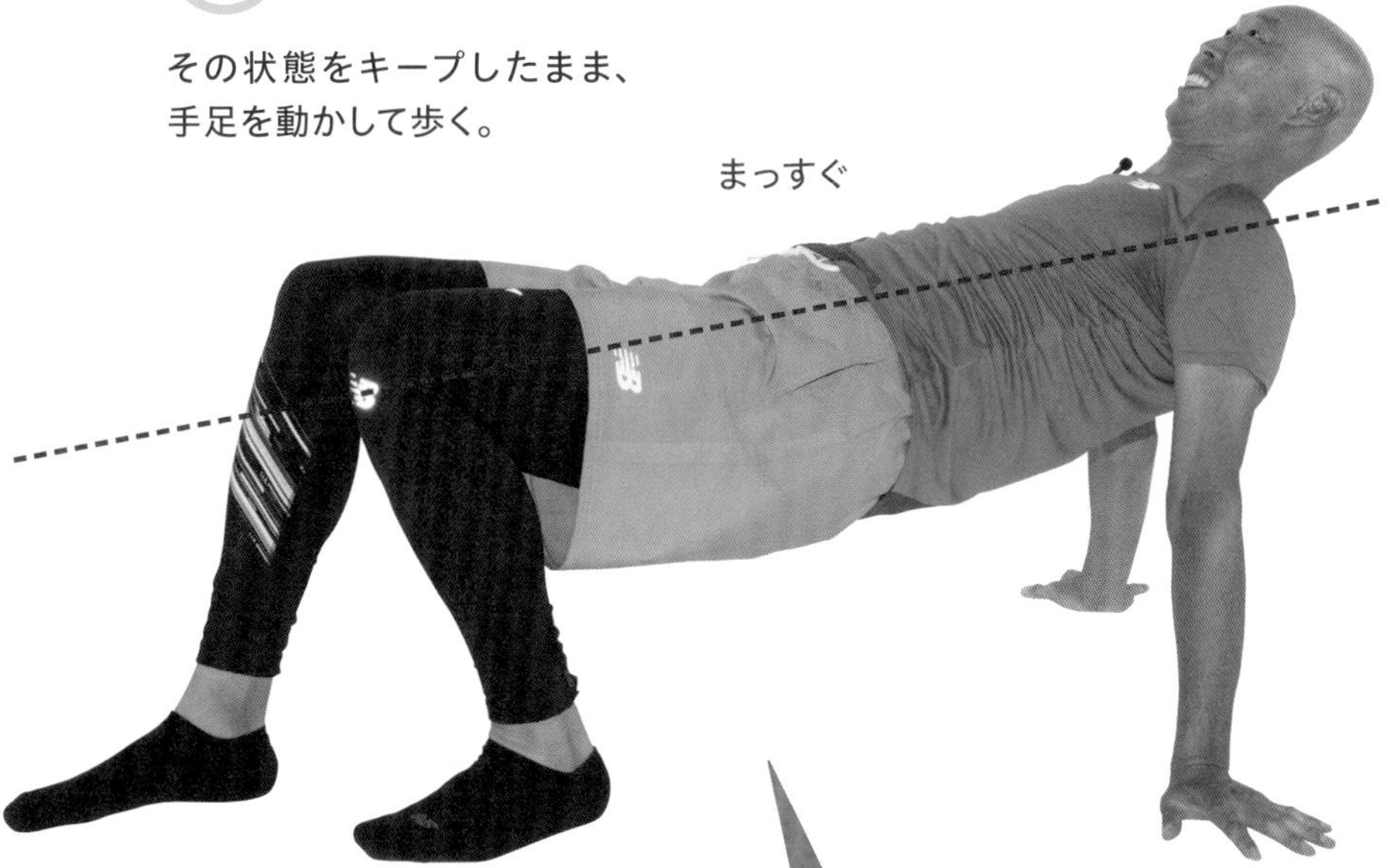

NG

お尻が下がっている。

動画でチェック

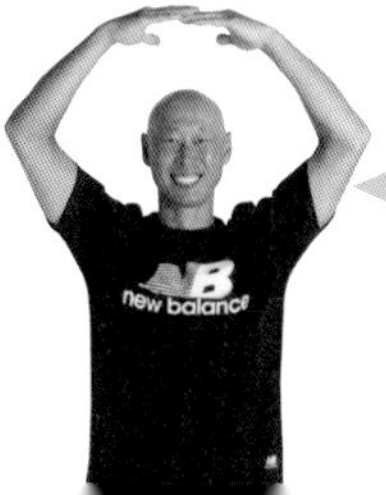

ハイハイはカンタンだけど、逆となるとちょっと混乱しちゃうかも。何も考えずに歩けるようになったら合格です。

斜めT

ピタッと止めて脇腹に刺激を与える

上半身全体を鍛えることのできるエクササイズです。カラダを横にしたときにピタッと止めることで、インナーマッスルも強くなり、疲れにくいカラダをつくることができます。

左右交互に3回ずつ

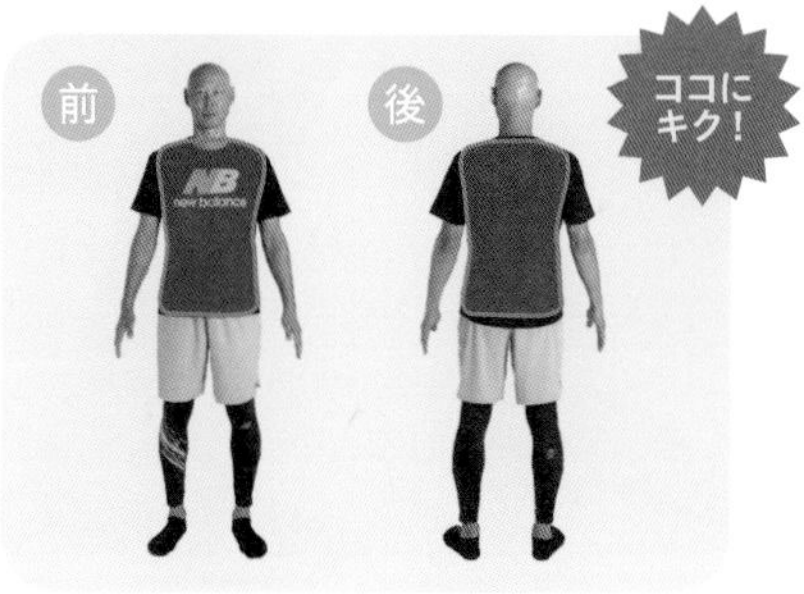

①

うつぶせになって手をつく。足を閉じて両手を肩幅に広げ、腕立てふせの姿勢をとる。

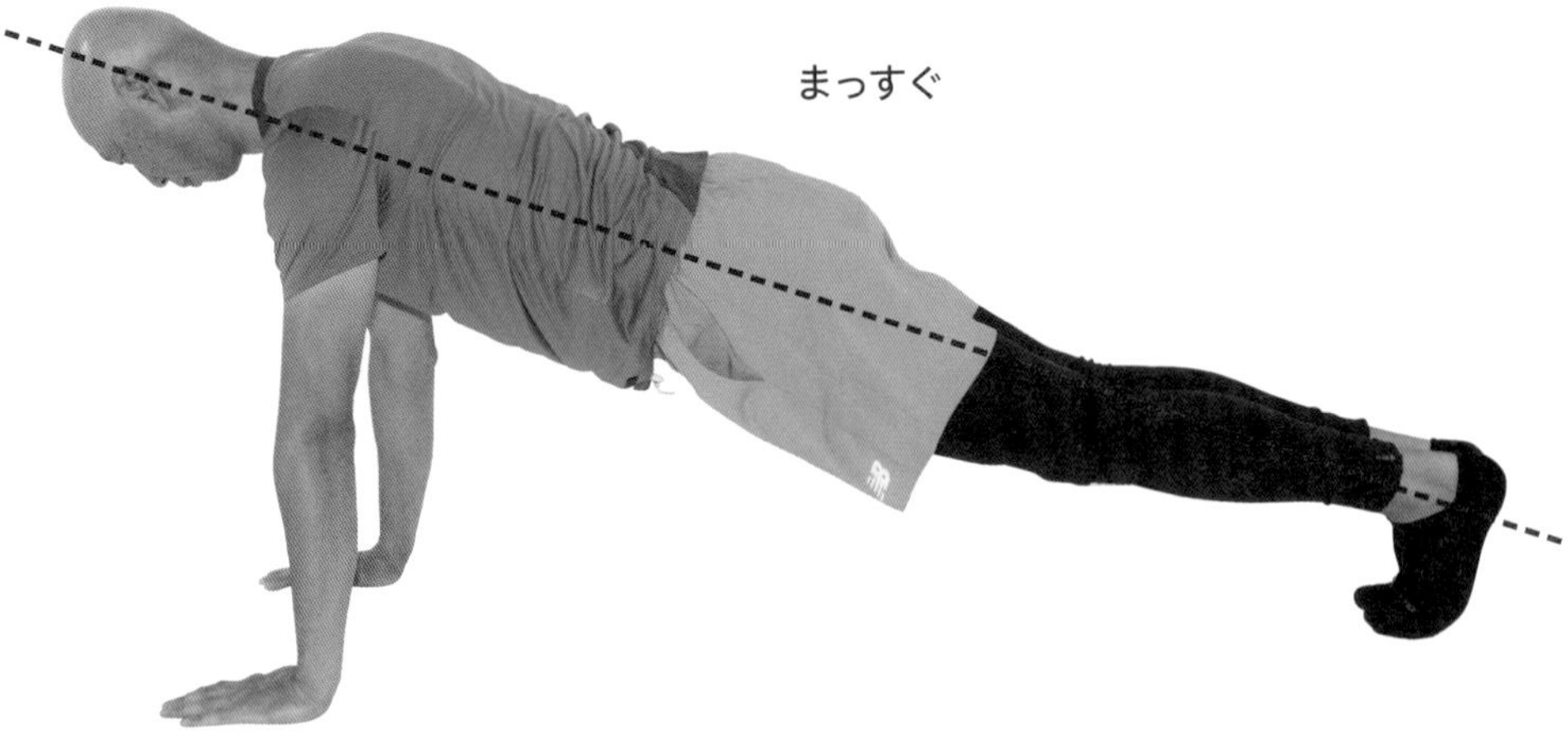

NG

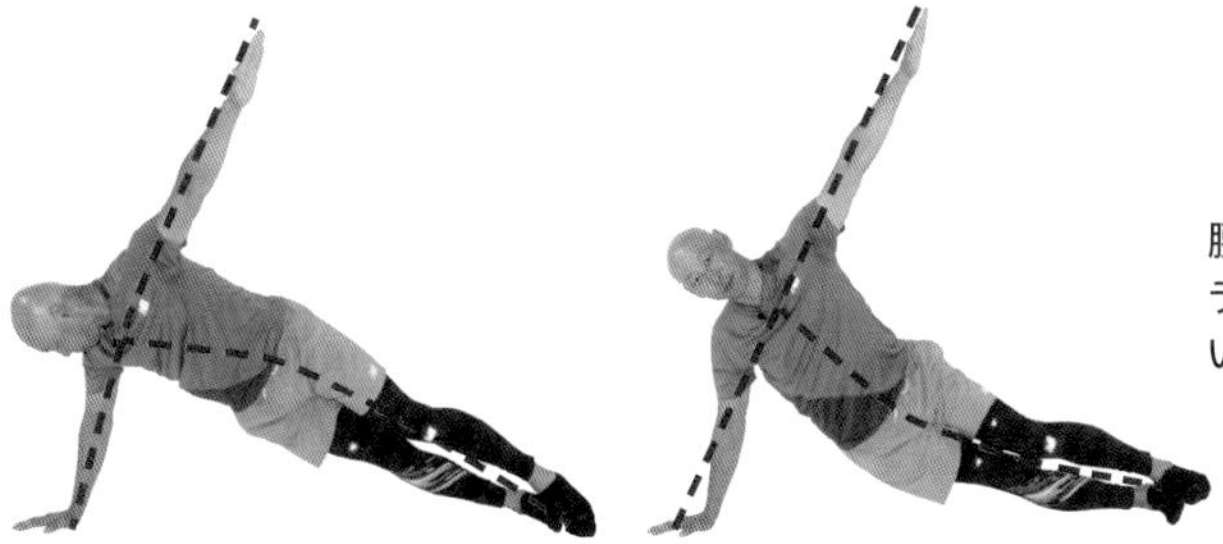

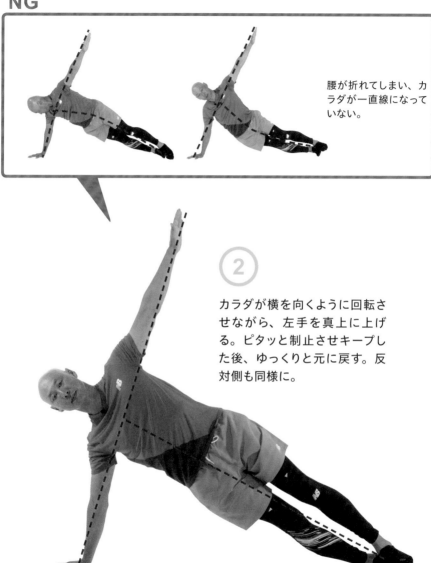

腰が折れてしまい、カラダが一直線になっていない。

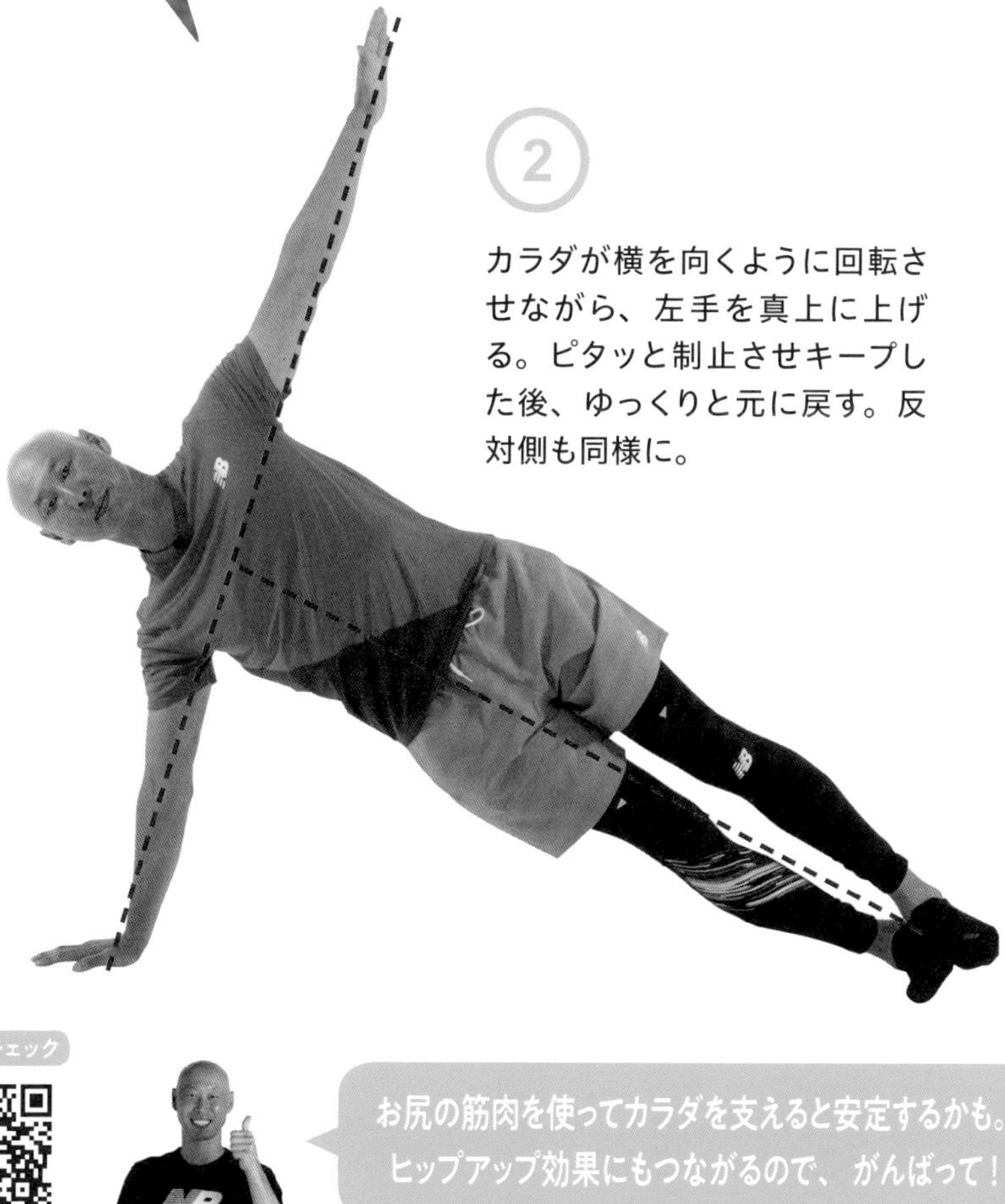

②

カラダが横を向くように回転させながら、左手を真上に上げる。ピタッと制止させキープした後、ゆっくりと元に戻す。反対側も同様に。

動画でチェック

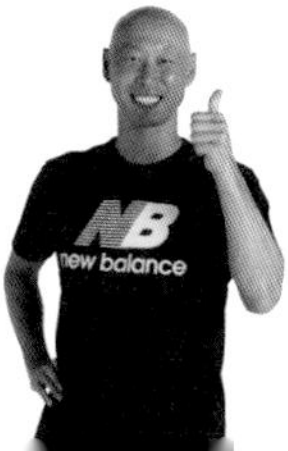

お尻の筋肉を使ってカラダを支えると安定するかも。
ヒップアップ効果にもつながるので、がんばって！

ティッシュアタック

日頃のストレスをティッシュにぶつける！

有酸素運動に近いエクササイズです。ティッシュが頭より下にいかないように、パンチを出し続けてください。ゲーム感覚で楽しみましょう。

20パンチ

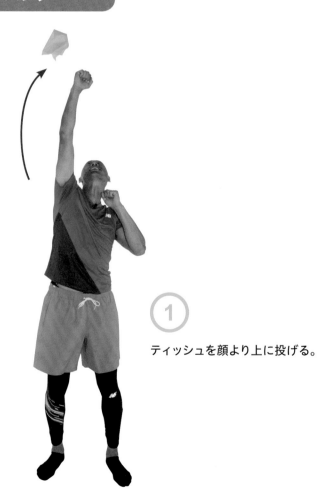

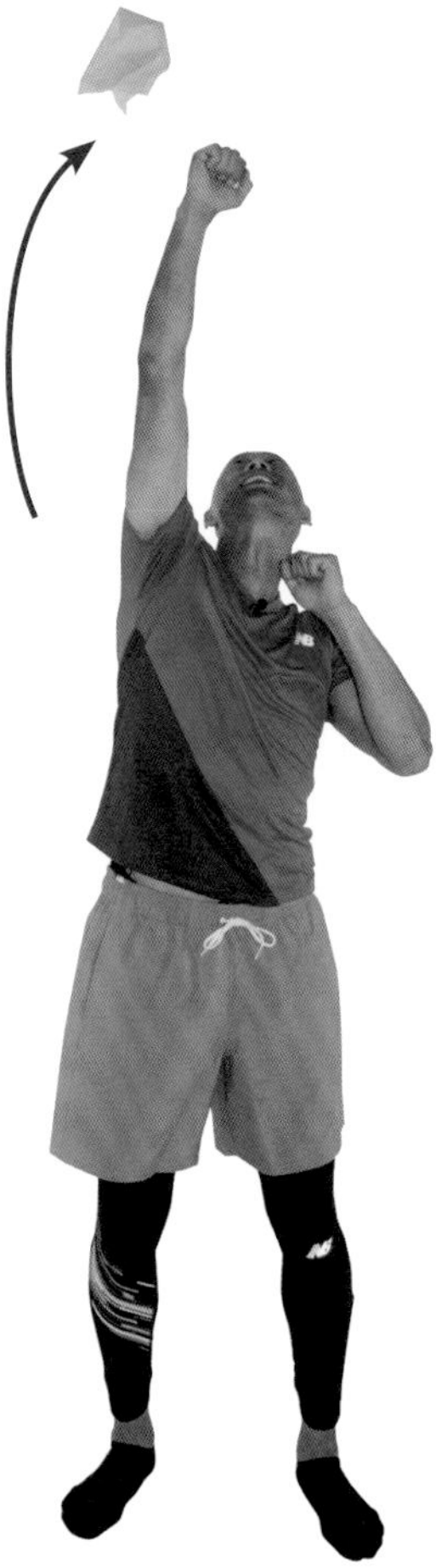

1

ティッシュを顔より上に投げる。

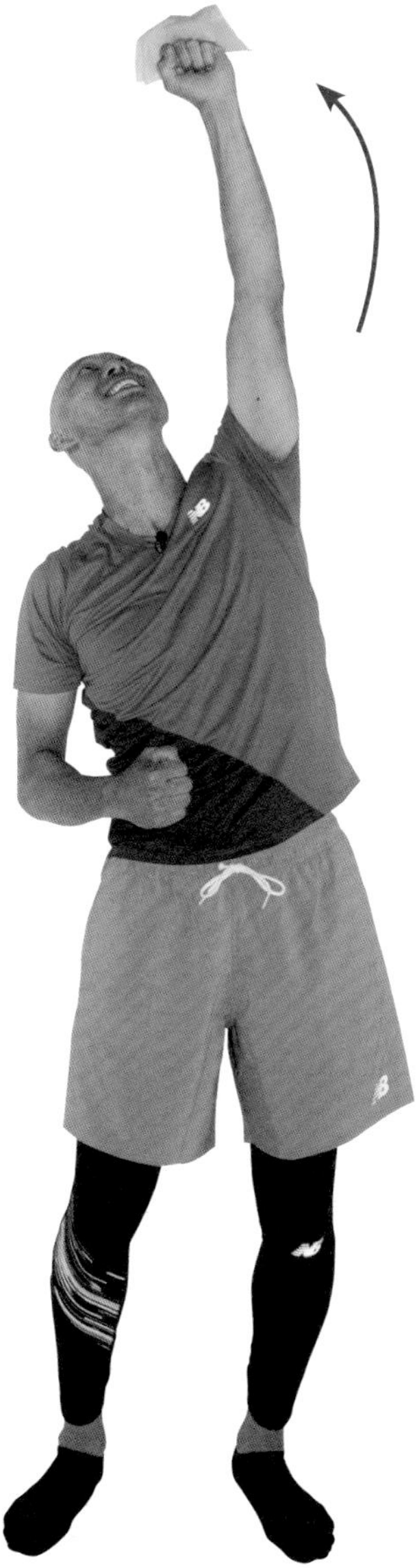

2

投げたティッシュが床に落ちないように、パンチを繰り返す。

動画でチェック

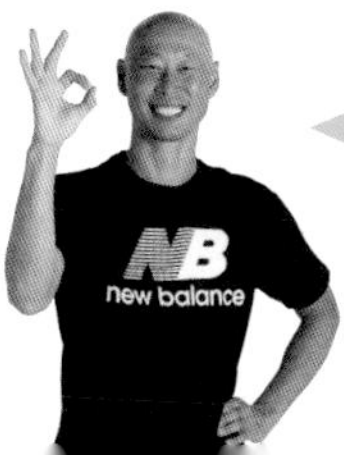

意外と難しいのですが、あまり考えずにパンチすればOK。
日頃のモヤモヤを思いっきりティッシュにぶつけましょう！

ハイパー四股ふみ

お尻から太ももをしなやかに

四股をふむ動作はお尻、股関節、太もものすべてを柔らかくしてくれます。体幹とお尻の筋肉を強化し、その結果、カラダがスムーズに動くようになり疲れにくくなります。

左右各3回

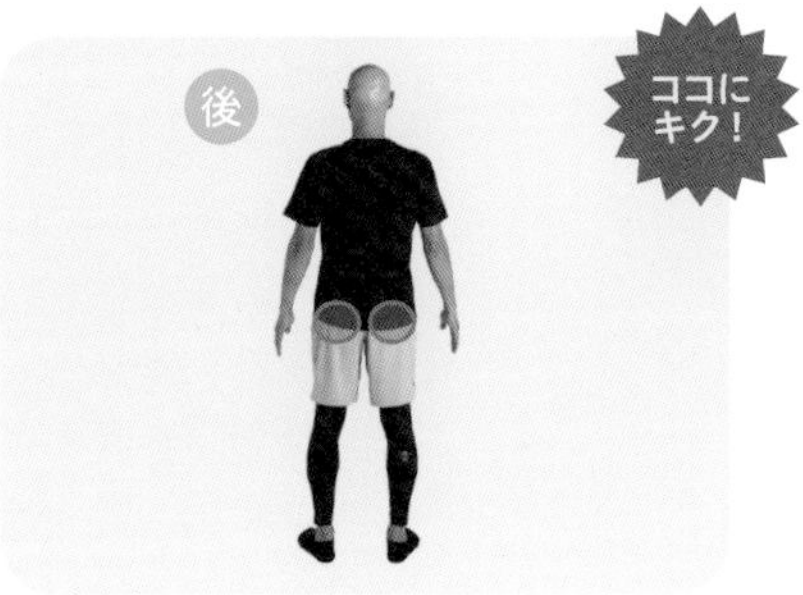

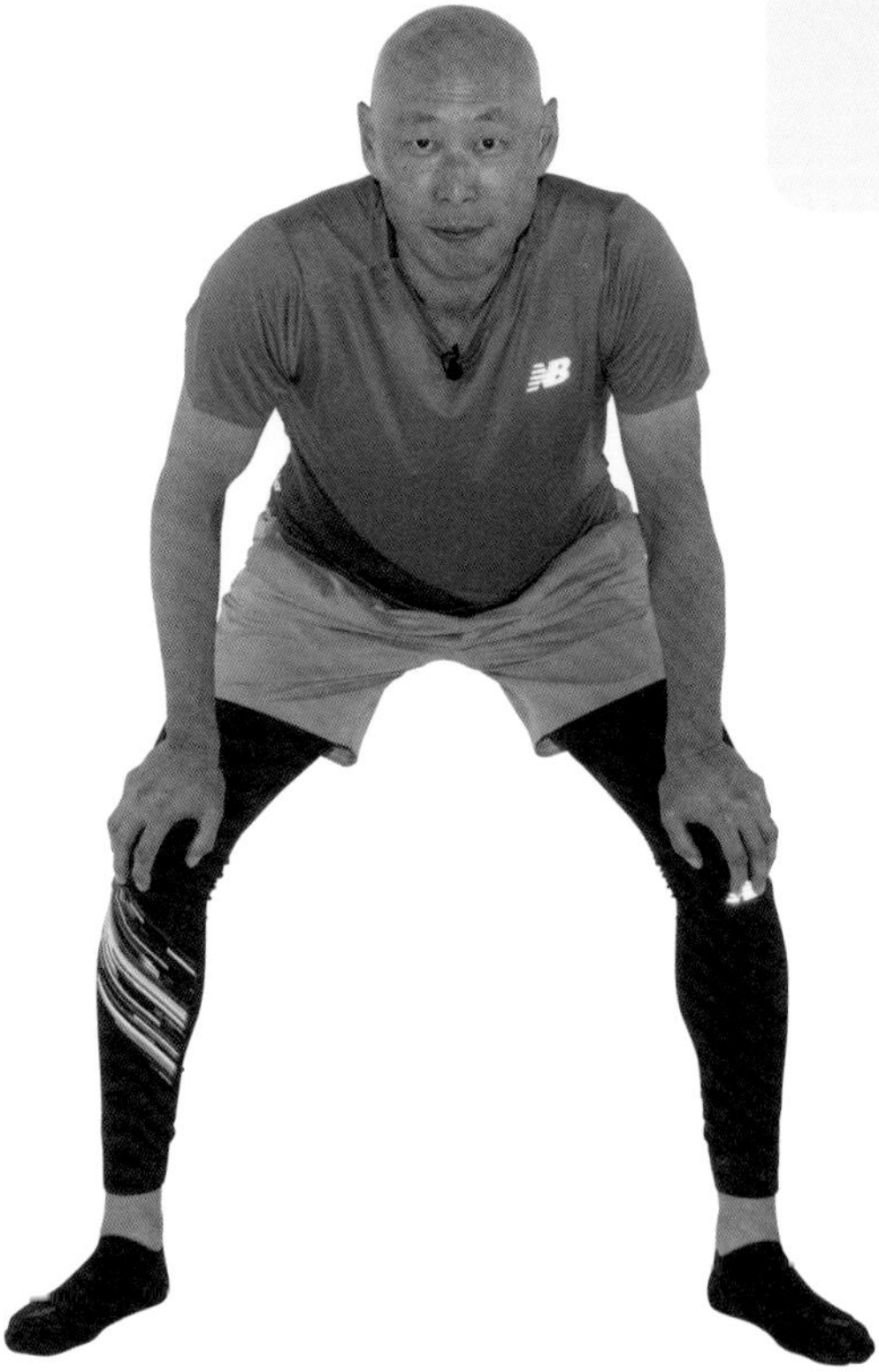

①

足を肩幅に開き、手をひざの上に乗せる。

NG

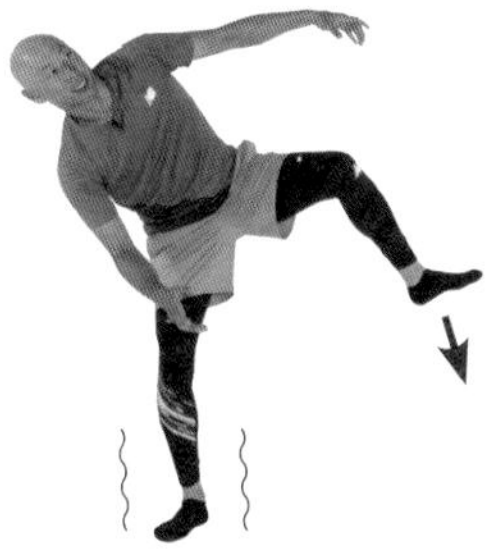

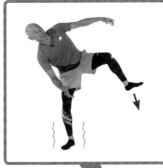

・脚を上げたときにカラダがふらついてしまう。
・上げた脚をドスンと下ろしてしまう。

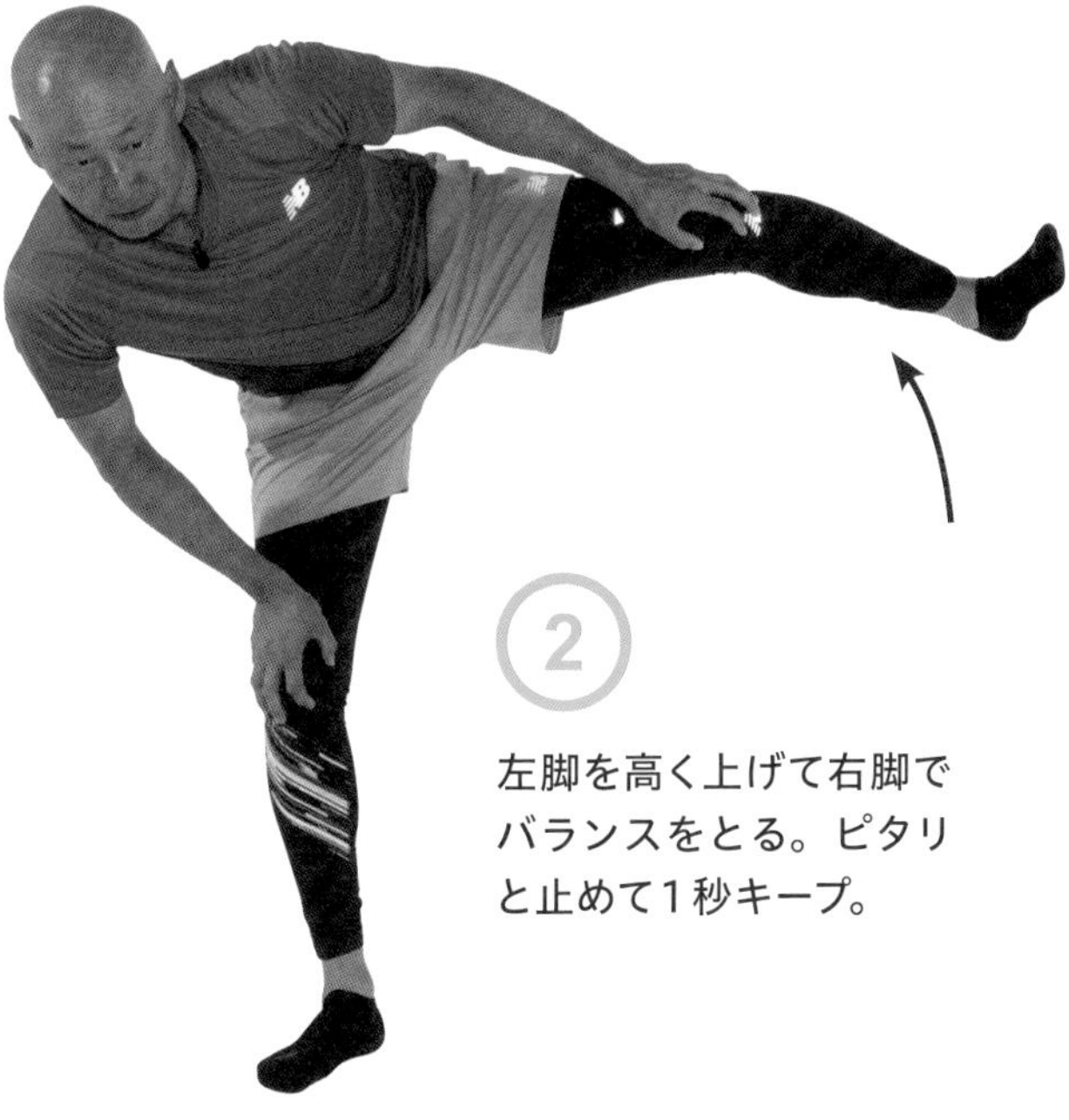

3

上げた脚を音を立てないようにゆっくり下ろす。

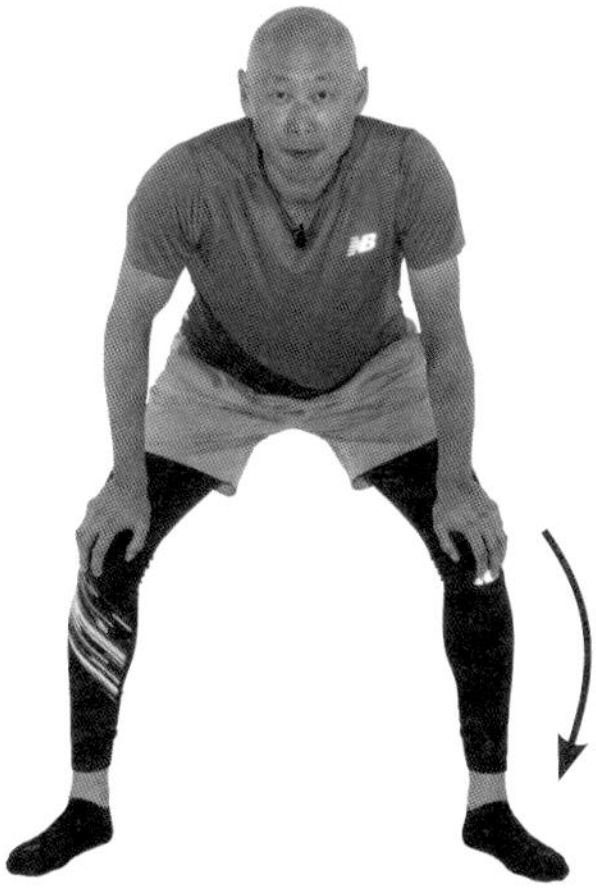

2

左脚を高く上げて右脚でバランスをとる。ピタリと止めて1秒キープ。

動画でチェック

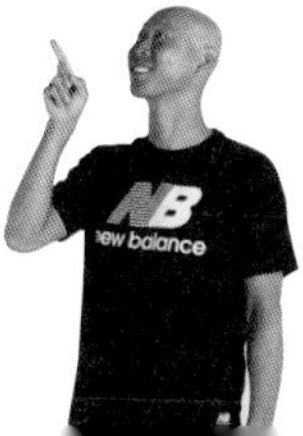

最初はバランスをとるのが難しいかも。でも柔軟性が出てくれば、より高く上がり、美しく四股がふめるようになりますよ。

ダイナミック・ハイハイ

全身を使ってカラダを動かす

動かすのは手足ですが、このエクササイズは全身運動です。やはり重要なのは体幹。お腹を意識して手足を動かすことで、カラダをラクに動かす感覚を身につけてください。

左右各5回

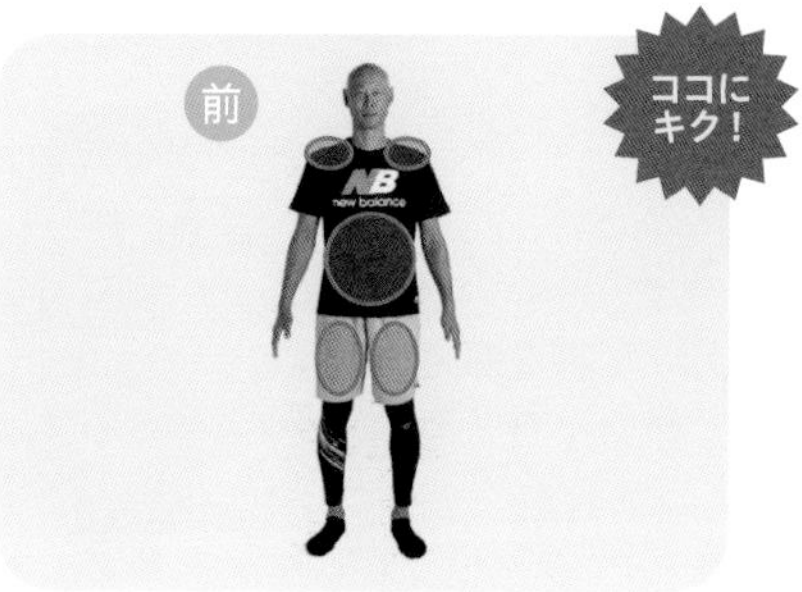

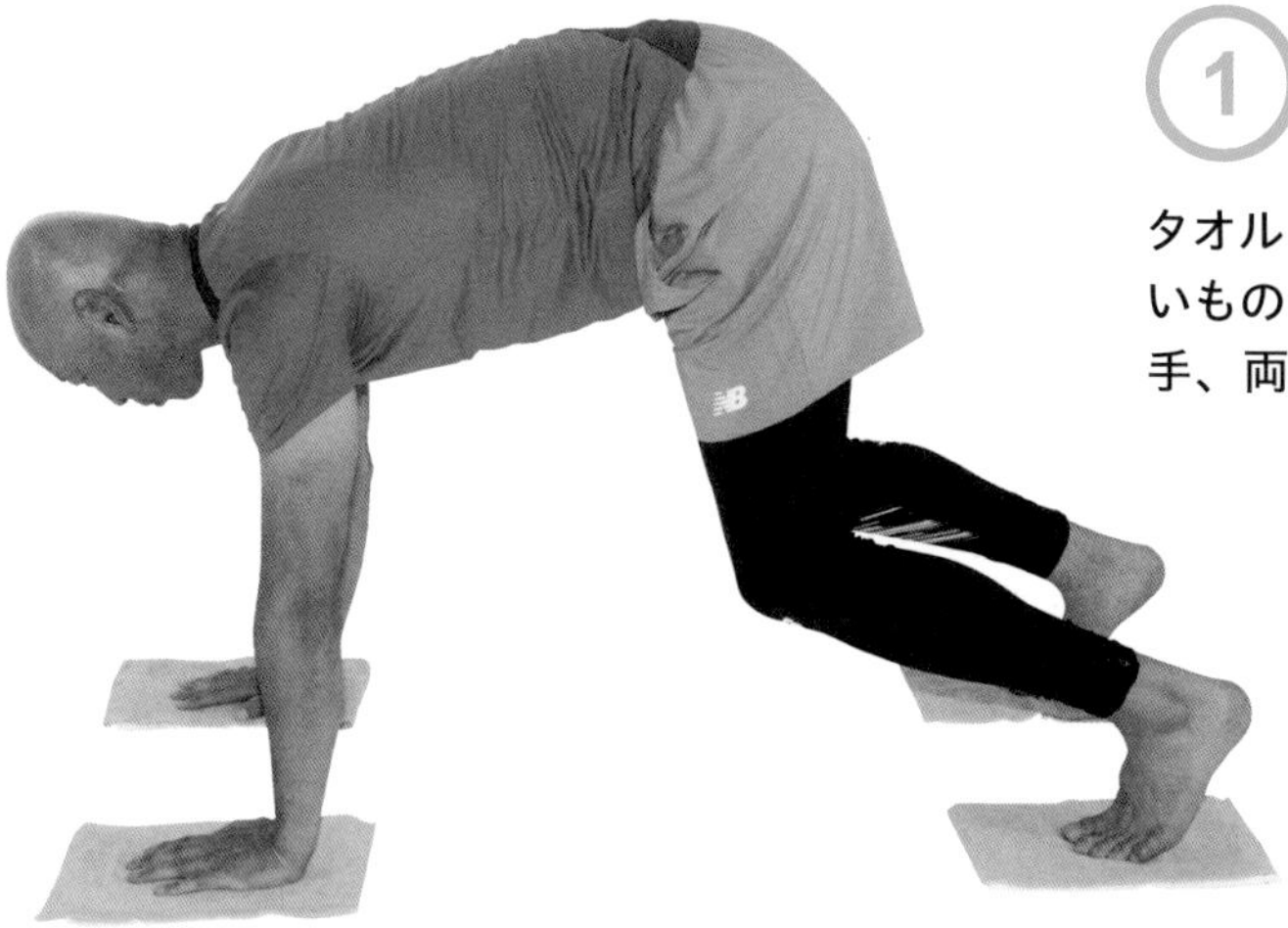

1

タオルなど滑りやすいものをしいて、両手、両足をつく。

②

4本の脚で歩くように、両手、両足を滑らせ、なるべく広範囲に動かす。

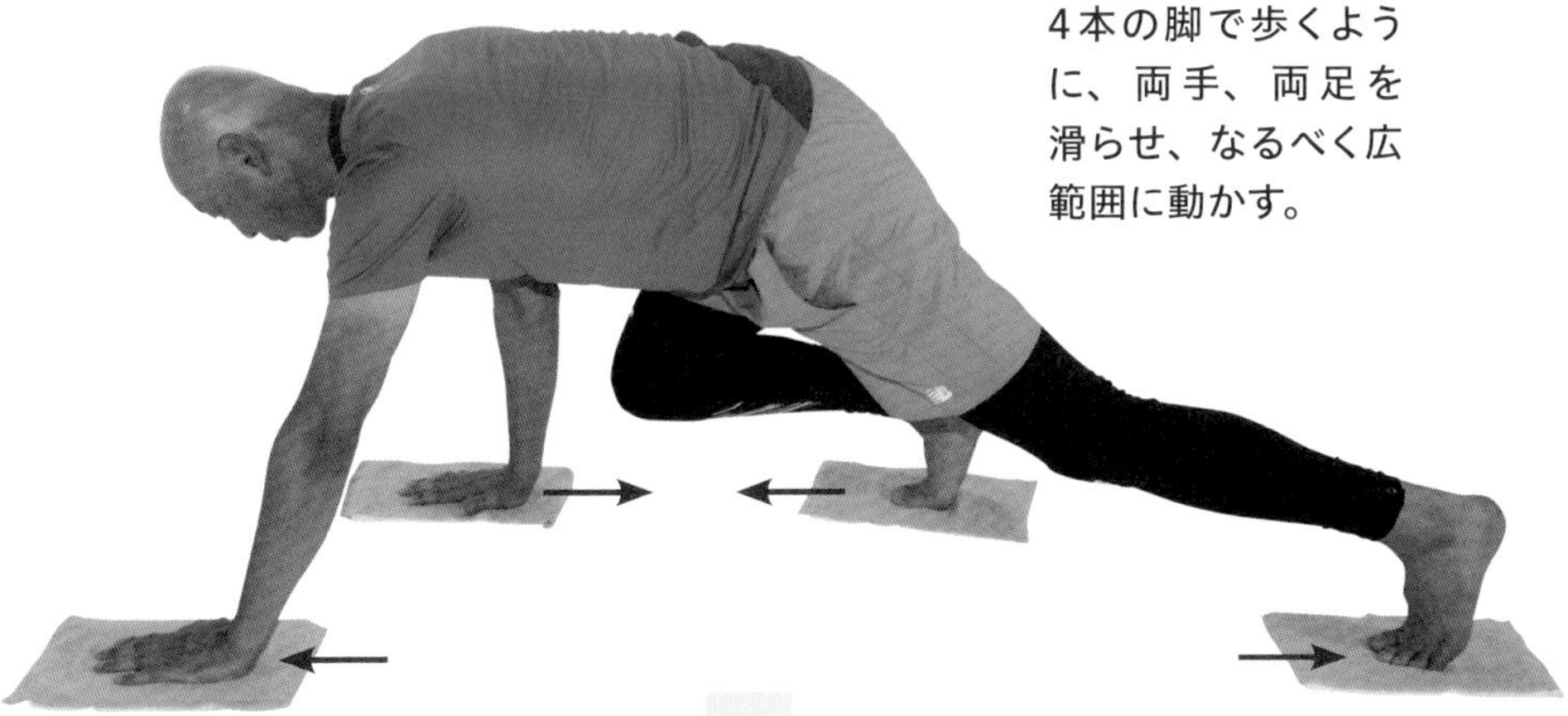

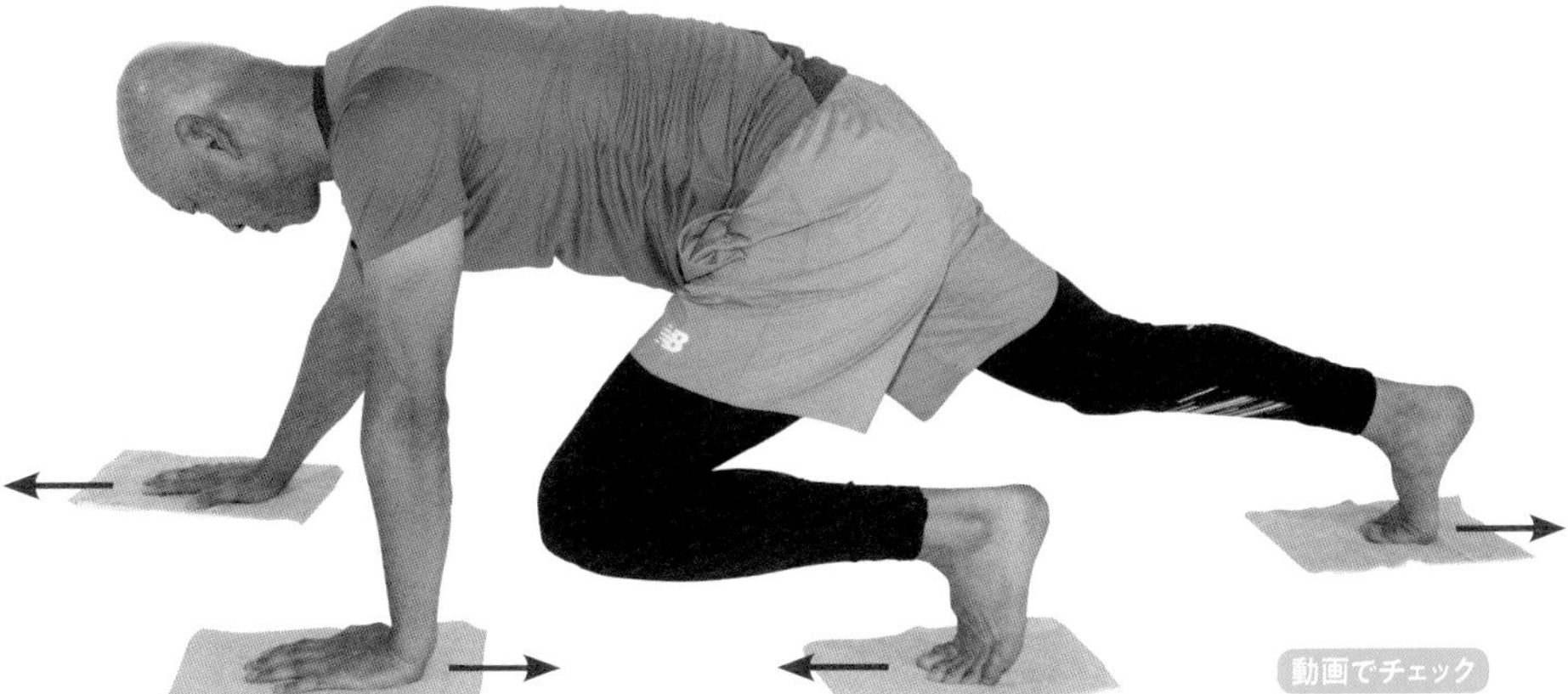

動画でチェック

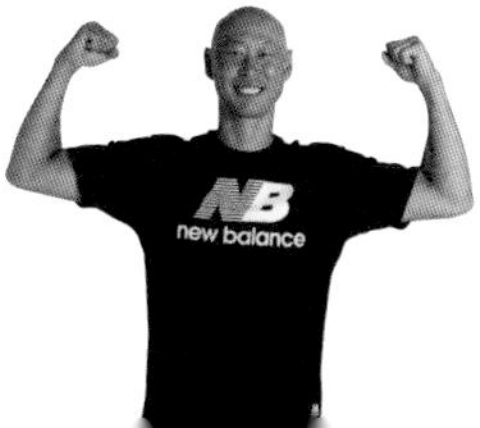

体幹で伸び縮みできるようになると、踊っているような美しいフォームに。

かえる倒立

力ではなくバランスで立つ

ヨガやピラティスにも取り入れられている、かえる倒立。上手に両手の上に全体重をのせることで、カラダのバランスを整えることができます。

10秒

①

両手を床につき、両ひじをひざの内側に当てる。

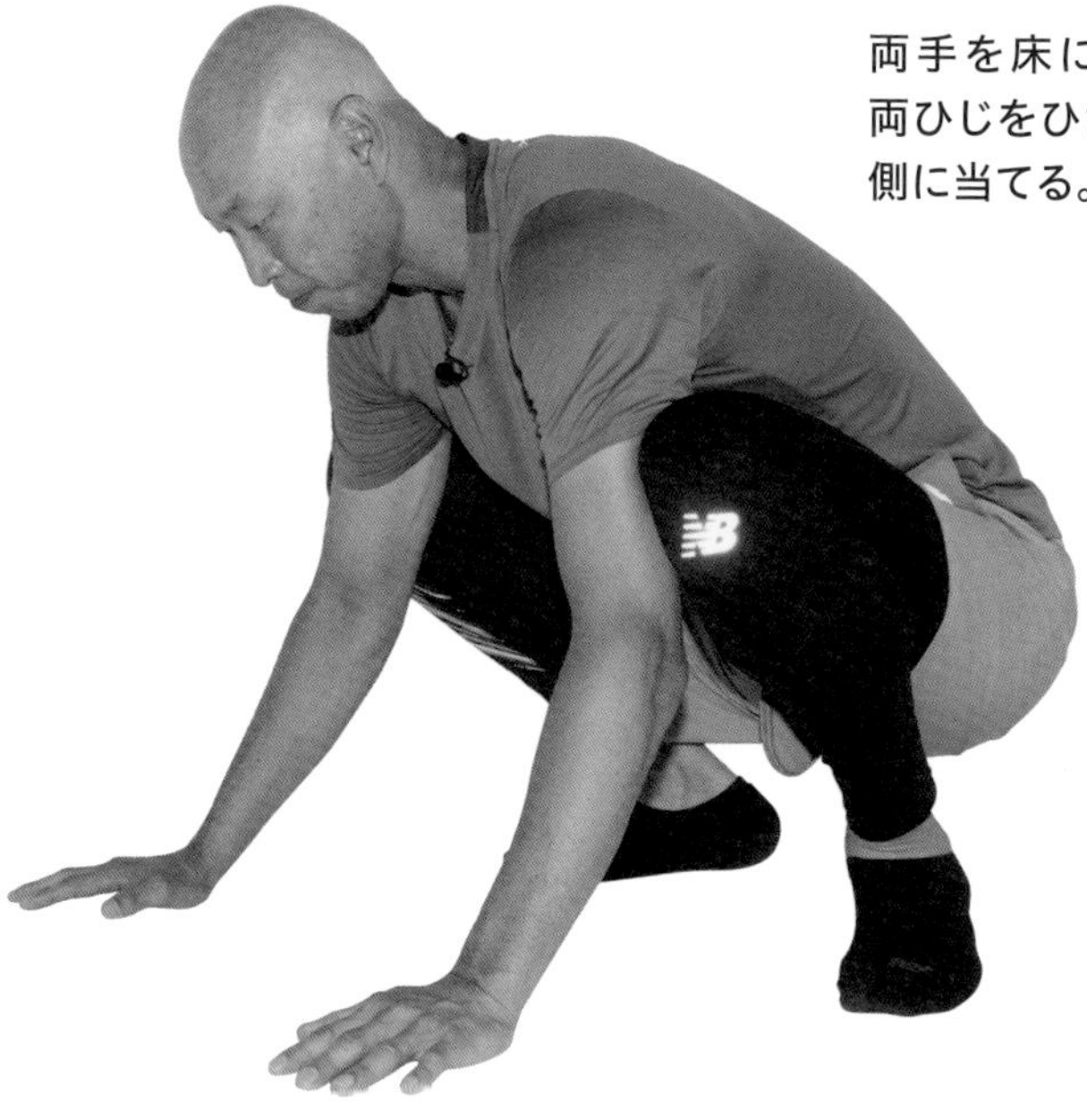

NG

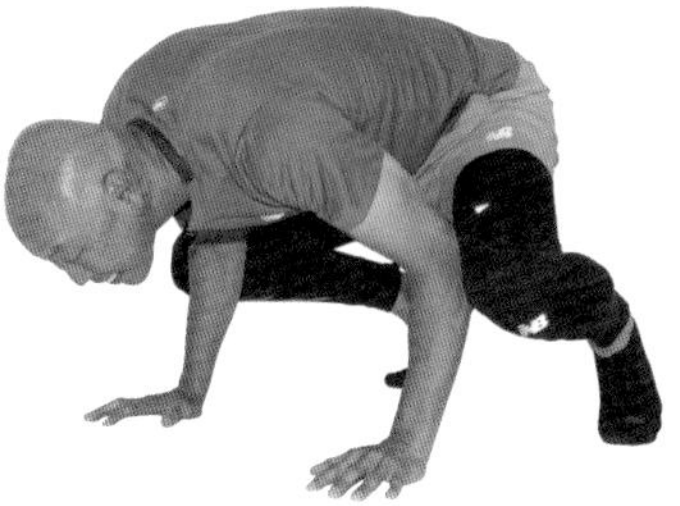

力だけで無理やりカラダを
持ち上げてしまう。

2

ひじに体重をのせるよう
にして足を上げる。

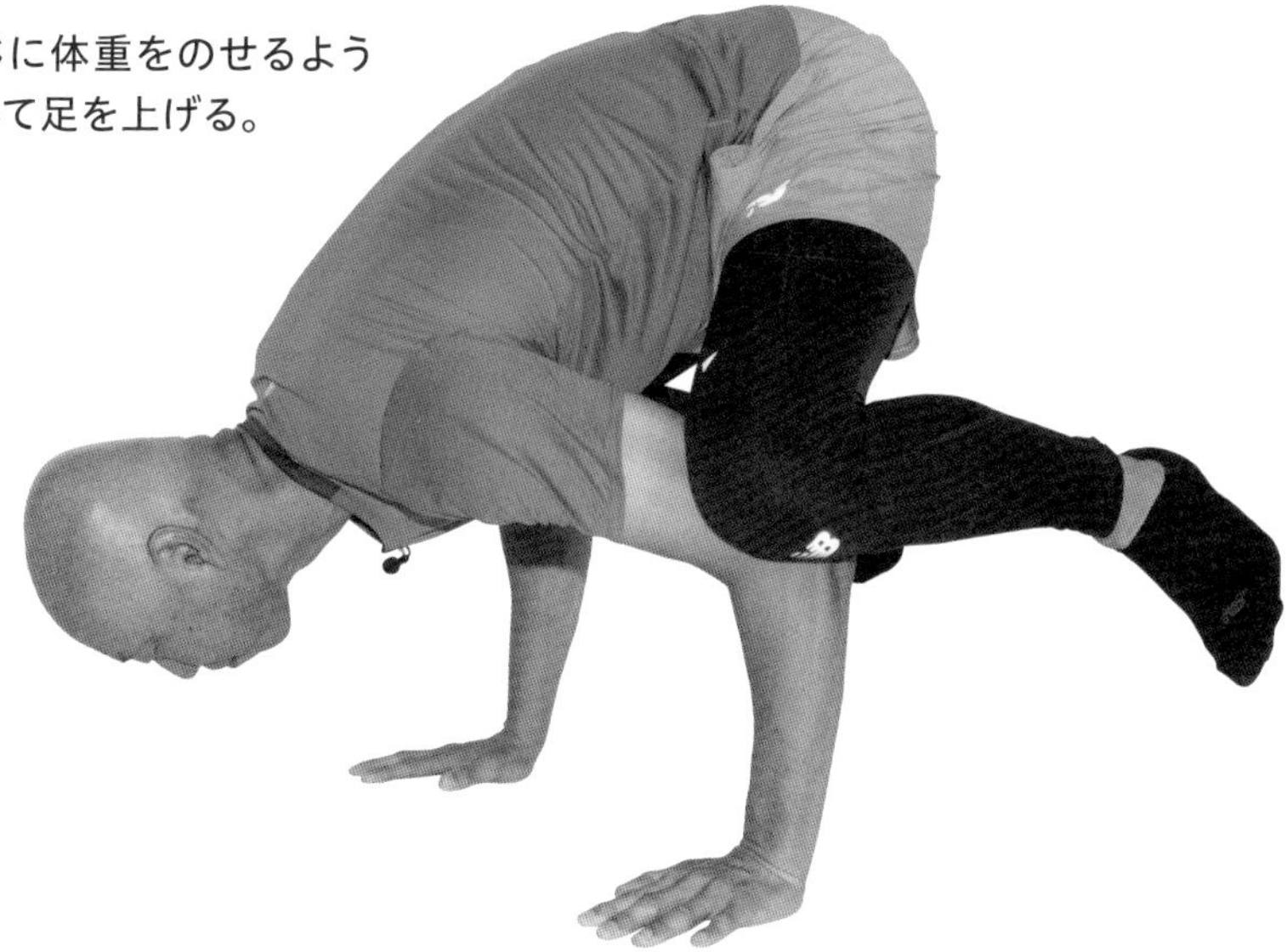

動画でチェック

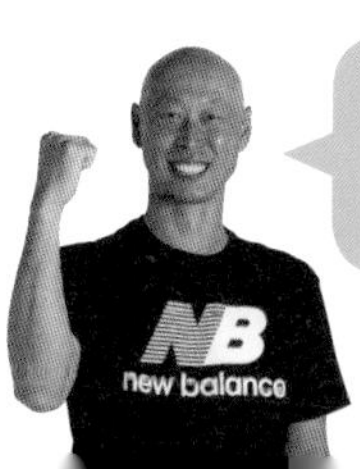

効率よく自分の体重を支えられるポイントが絶対あります。そこが見つかったときは本当に気持ちいい！

片足スーパーマン

フラフラしないバランス感覚を身につける

このエクササイズは、太ももと背面全般を強化します。重要なのはカラダのバランスを保つこと。手を伸ばし、足を上げてもフラフラしないバランスを身につければ、日常の動きも力が抜けてラクになります。

左右各3回

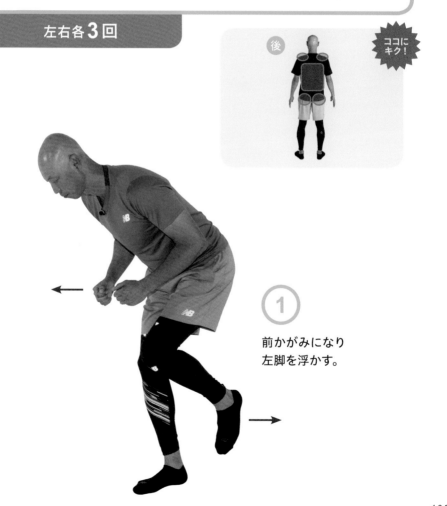

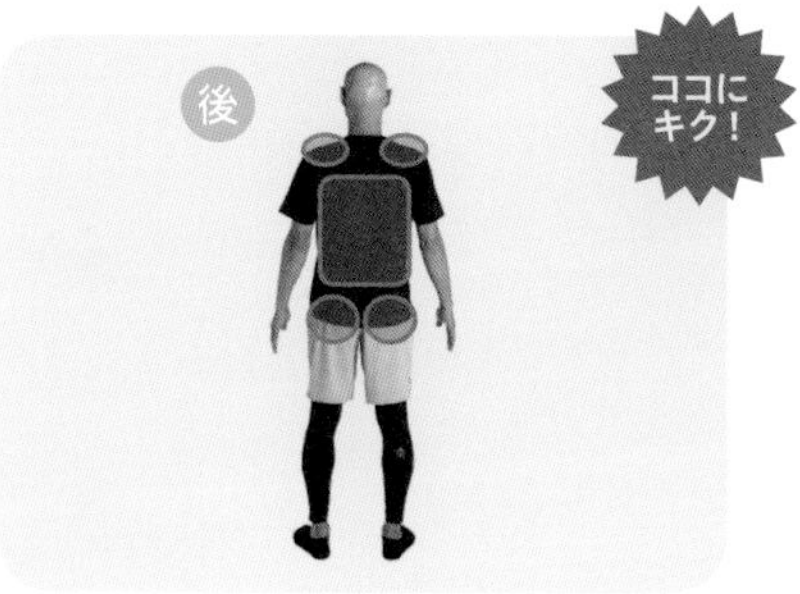

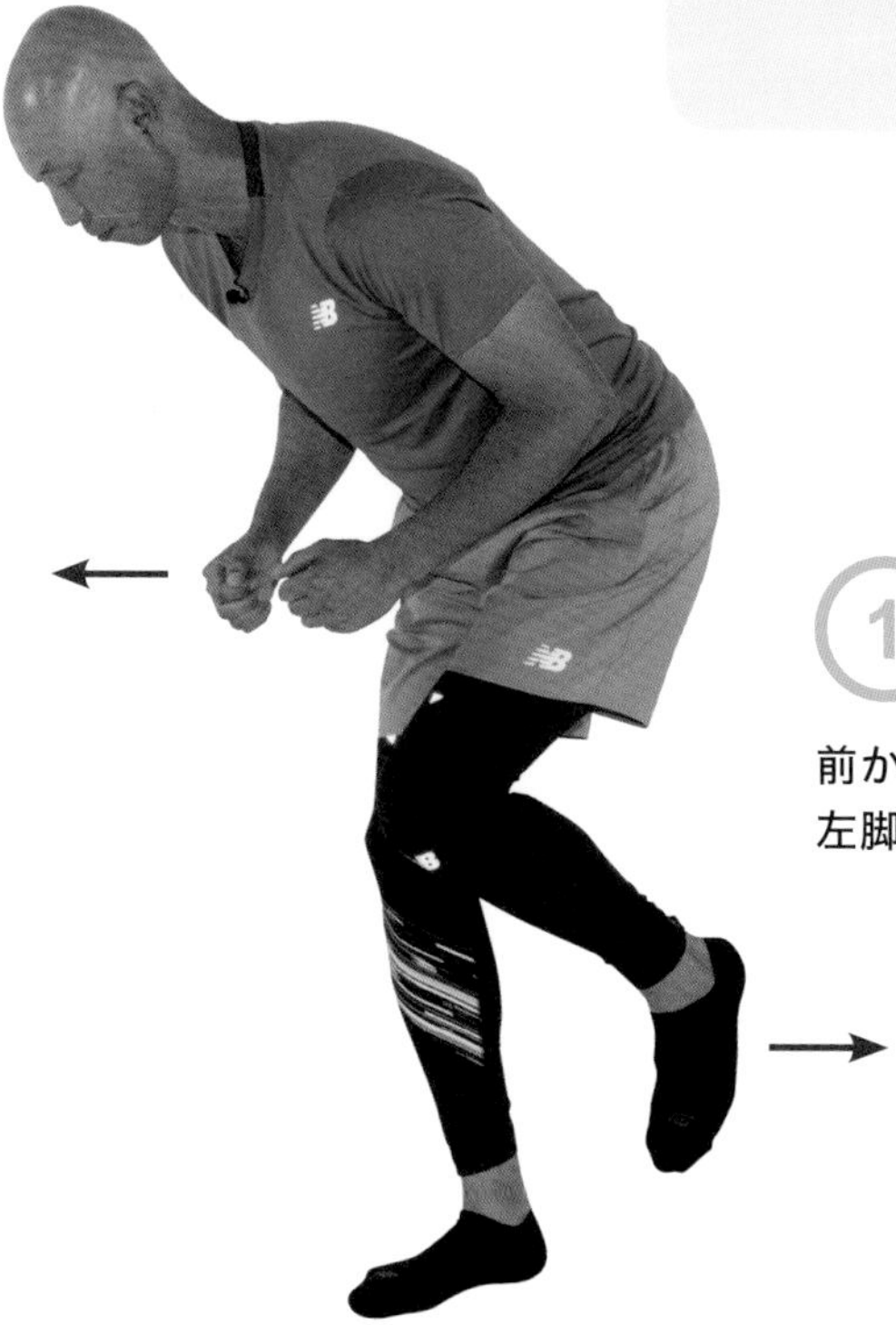

1

前かがみになり
左脚を浮かす。

NG

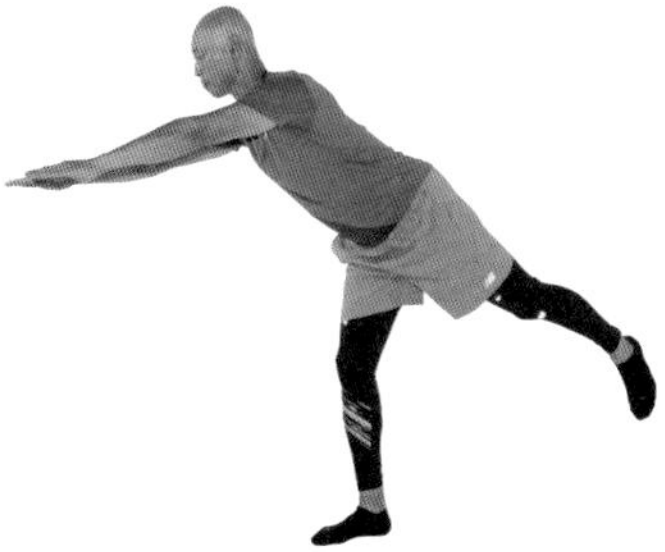

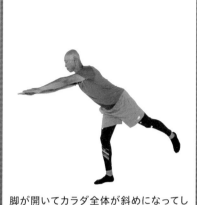

脚が開いてカラダ全体が斜めになってしまう。

NG

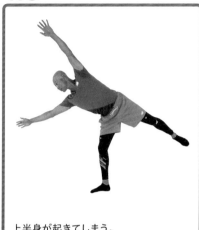

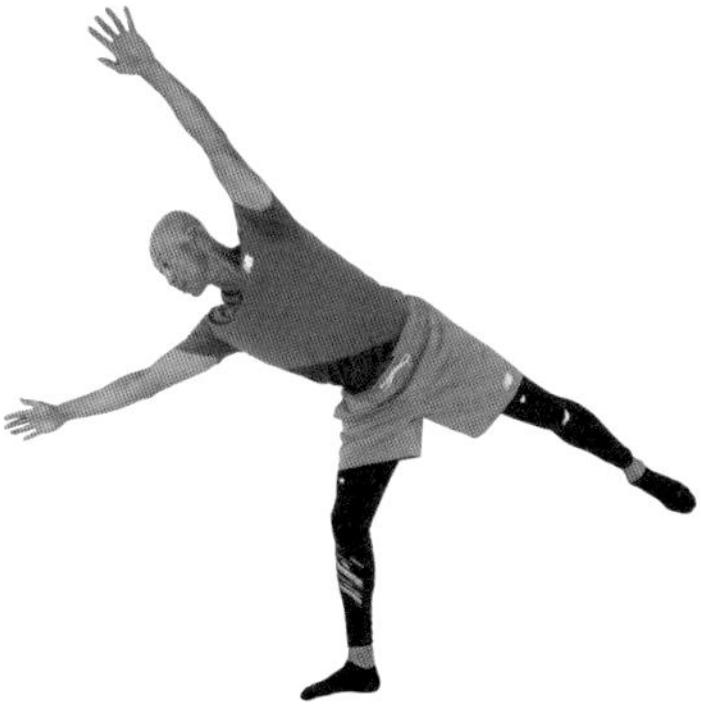

上半身が起きてしまう。

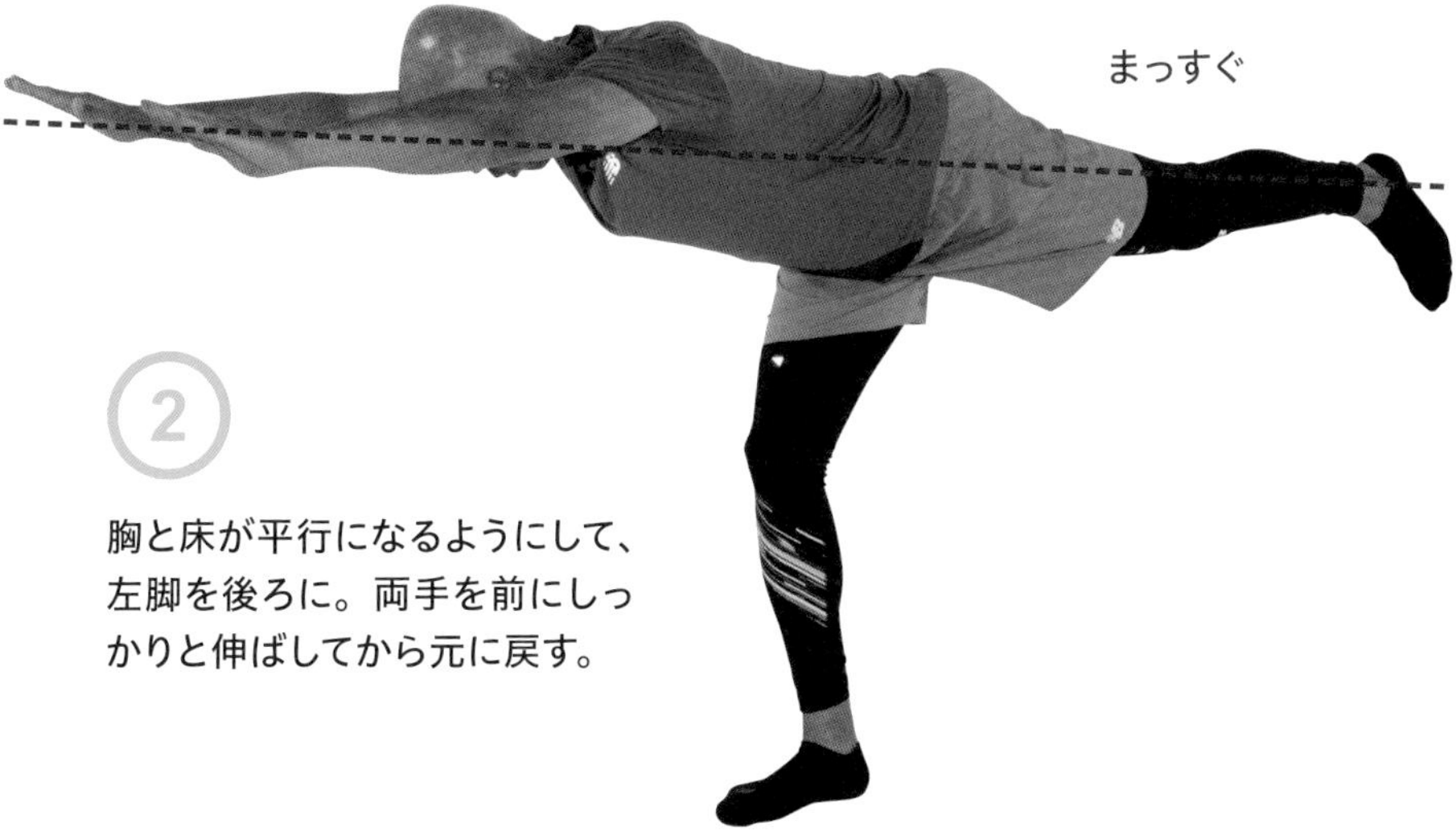

2

胸と床が平行になるようにして、左脚を後ろに。両手を前にしっかりと伸ばしてから元に戻す。

動画でチェック

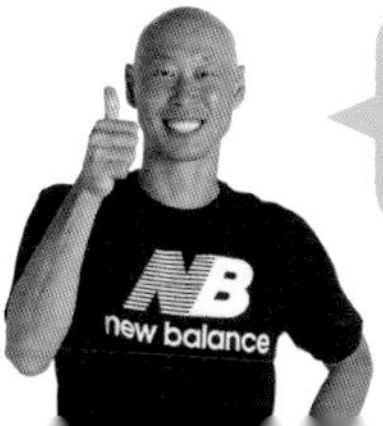

理想の形は、指先からつま先までが、1本の棒になったようなフォルムです。

カラダと話し合うことが大事！

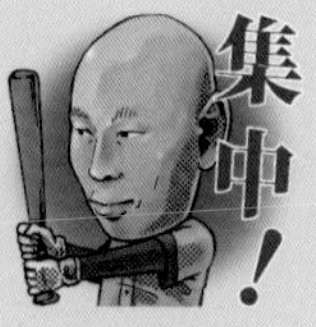

ランニングなどをするとき、音楽を聴きながら、という人もいるのではないでしょうか。たしかに、無心になれるからいいかもしれませんね。でも、メンタル体操ではやめたほうが……。

何かに集中したいとき、みなさんはどうしていますか？音楽があったほうが集中できる。いや、音があると集中できない。人それぞれ集中できる環境というのはあると思います。そういえば、野球の春のキャンプなどでは、ヒット曲を中心に音楽が流れていたこともありました。あれはきっと、集中というよりもリラックスのためなのかもしれません。ほかにも、ペナントレース中、それぞれの選手はバッターボックスに入るときに「登場曲」というものがありますが、あれもひとつのスイッチだと思います。それを聴くことで、打席で集中できる。そんな効果があったように思います。

ただし、メンタル体操においては、音楽はないほうがいいかなと僕は考えています。なぜなら、カラダと対話したほうがいいと思っているからです。メンタル体操はストレッチが中心なので、「ここが伸びている」と感じながら行ったほうが、断然効果が上がります。伸びていることを感じると、次に血行がよくなったことを感じられたり、関節がいつもよりすんなり動くことを実感したりすることができるはずです。「カラダと話をしながら」体操をやってみてください。ひとりで体操をしていて、本当に声を出して話をしていたら、ちょっとだけ変な目で見られるかもしれませんが……。

Chapter

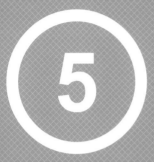

5

スキマ時間でどこでも整う「ながらメンタル体操」

「ながら体操」はその名のとおり「●●をしながら」できるメンタル体操のことです。「朝は時間がないから……」「今日は忙しいから……」そんな人は、ぜひこの「ながら体操」をやってください。着替える必要もないし、広い場所も必要ありません。仕事や家事の合間や移動時間にちょこっとやるだけでOKです。

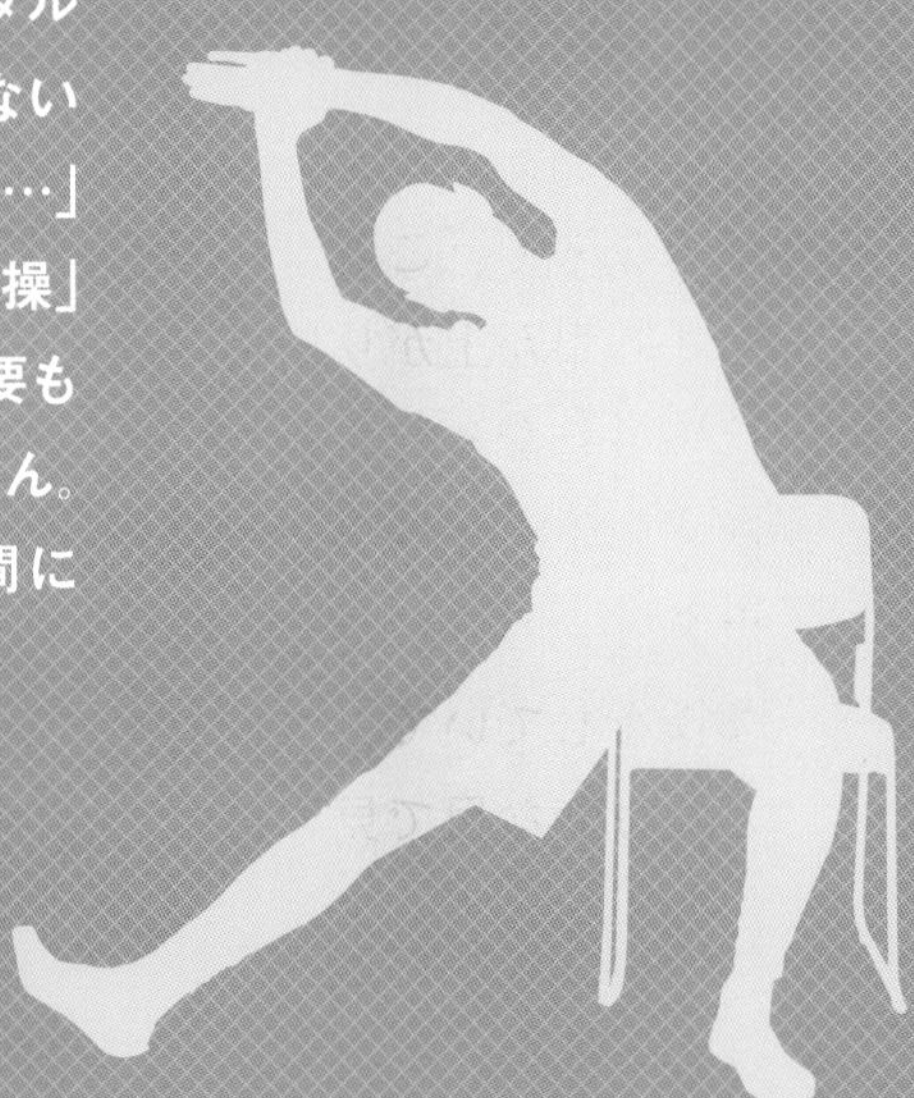

1 ながらメンタル体操のポイント

「ながら体操」のポイントはただひとつ。**「気が向いたらやる」**。これだけです。第1、第2を含めた**メンタル体操全体を通して重要なことのひとつが「毎日続けること」**。本書でもお話ししてきましたが、すべての体操を1から順にやる必要はありません。それよりも**重要なのは、習慣化させること**です。

例えば、忙しい朝ってありますよね。それまでは毎日がんばって第1、第2体操をすべてやっていた。でもその日は「忙しくて、やっている時間がない！」と何もせずに家を出てしまう。これがいちばんいけません。全部をやる時間がなくても、**自分のカラダと相談して「ここだけはやっておこう」という部分だけでもやる習慣**をつけてください。それだけでカラダの動きは全然違うのです。

いやいや、だから忙しくてやっている時間がないって言ってるじゃないか！とお怒りの方もいるかも、ですよね……。そんなときもあるかもしれません。そんなときの味方が、この「ながら体操」なのです。

次のページから始まる「ながら体操」を見てもらえばわかると思いますが、**「壁に向かってちょこっと」**だったり、**「イスに座って仕事をしながら」**だったり、**どんな場所でもできる体操**です。しかも、動きだって体操というほどおおげさなものではなく、「ちょっと伸ばす」といったものだから、時間だってかかりません。「終わったぁー」と伸びをするぐらいの気持ちと動きでできるものばかりなのです。

それでいて効果はバツグン。朝に体操をする時間がとれなかったという人は、ぜひやってみてください。出社して仕事を始める直前にイスに座ったままちょっとやってみる、仕事中にお手洗いに立ったタイミングでこっそり、など、ほんのちょっとの隙間時間を利用してやってみるだけでOKです（動画では目安として、それぞれ30秒ずつ行っています）。もしくは重要な会議の前に、会議室の前の壁でやってみるとか。メンタルが前向きになって、プレゼンが成功するかも!?

◀◀◀ **ながらメンタル体操を通しでやりたい方は
こちらの動画をチェック**

ふくらはぎ壁ストレッチ

休憩時間にカラダをリフレッシュ

ふくらはぎの筋肉をほぐすことで、全身の血行をよくしてリフレッシュできます。壁さえあれば、どこでもできるエクササイズなので、最もオススメです。

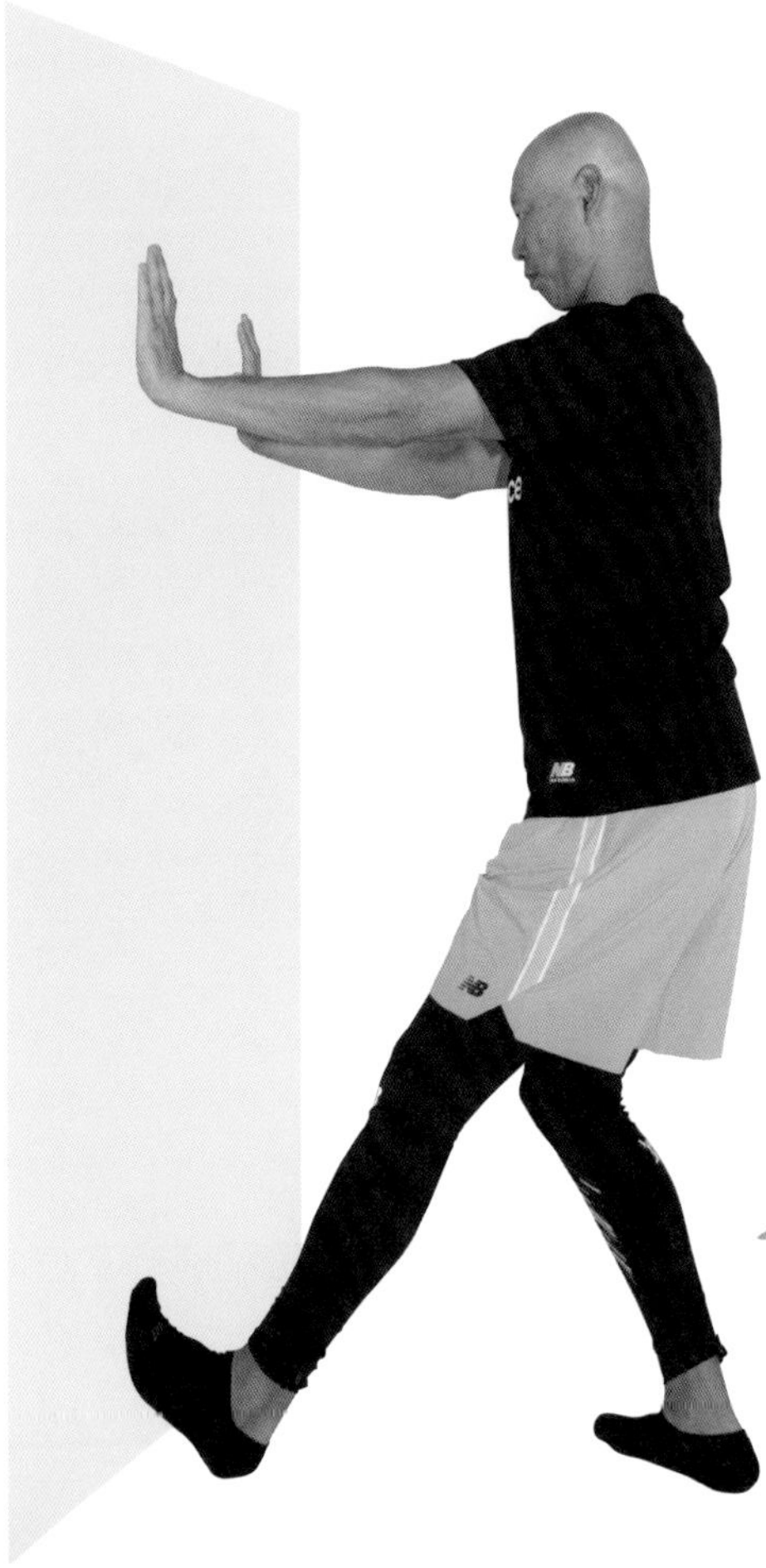

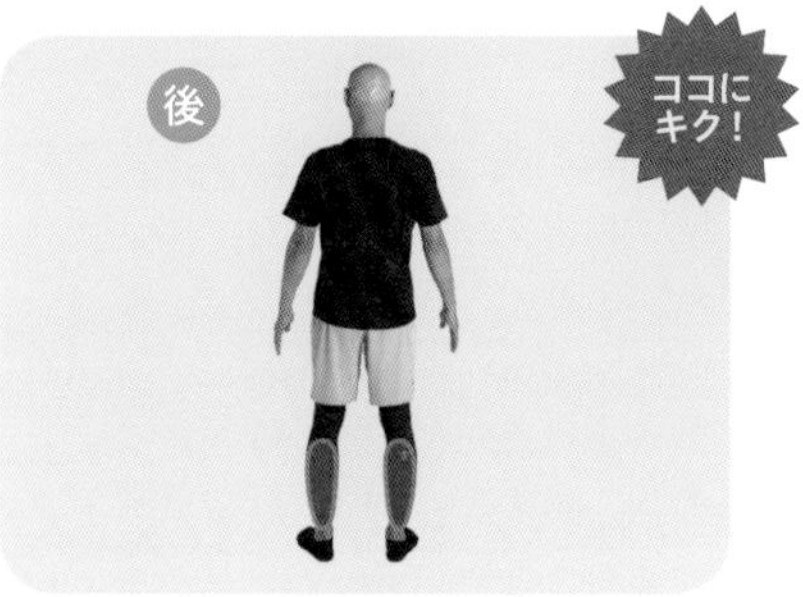

①

壁に両手をつき、カラダを支えながら、左足のつま先を上げて壁につける。このとき、ふくらはぎを意識する。

POINT

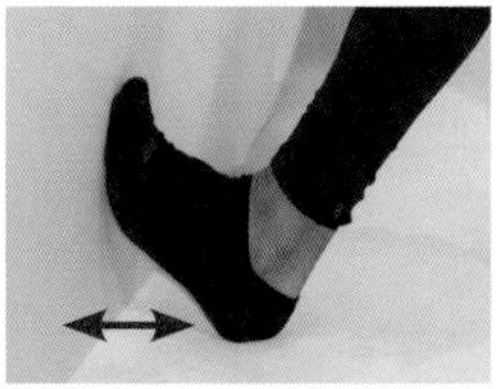

かかとから壁までの距離をなるべく近くする。

②

骨盤を壁に近づけるイメージで左のふくらはぎを伸ばす。反対も同様に行う。

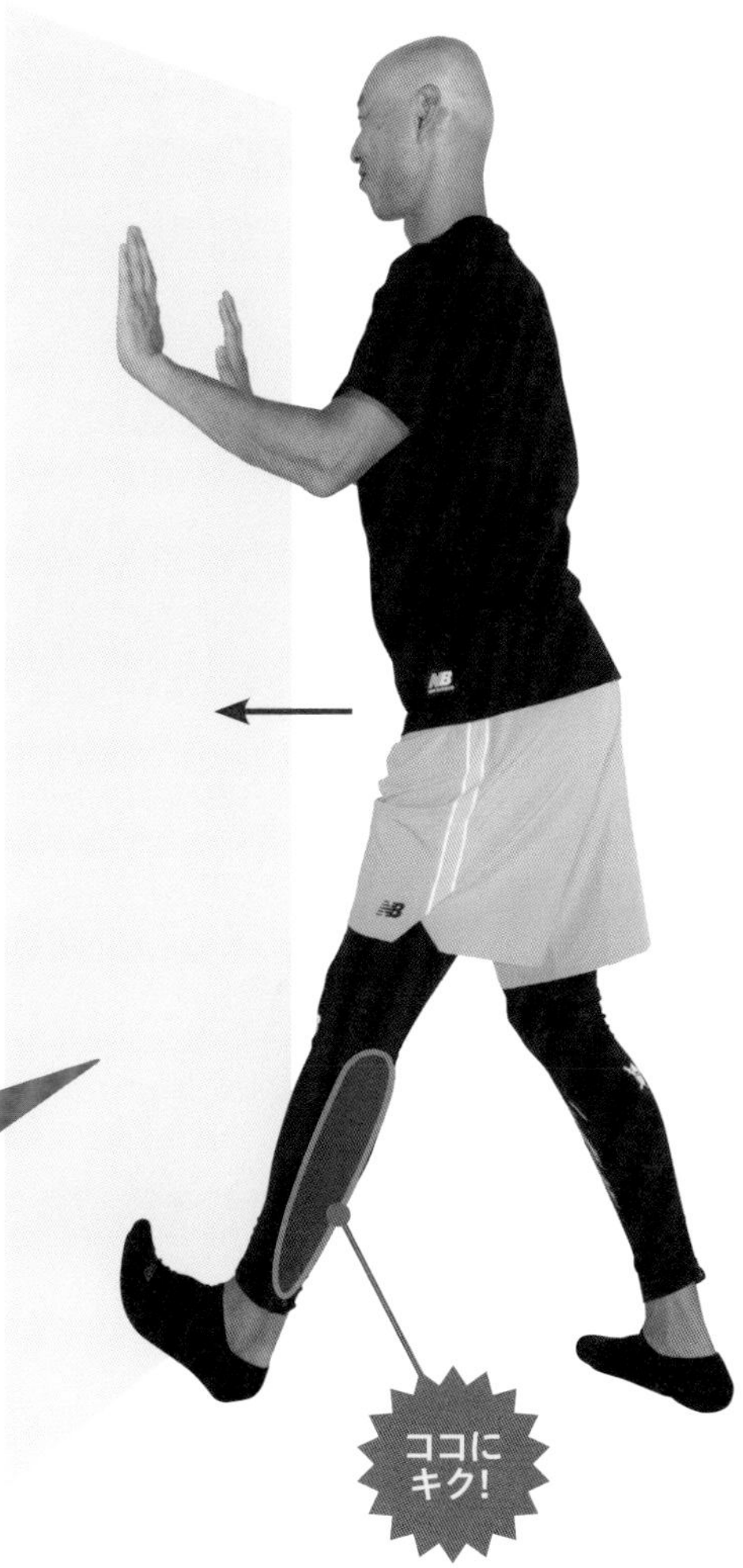

NG

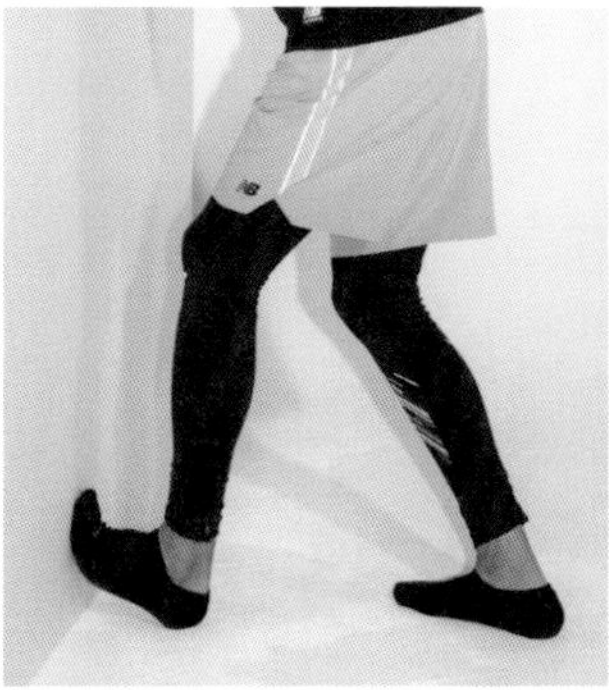

ひざが曲がってしまう。

動画でチェック

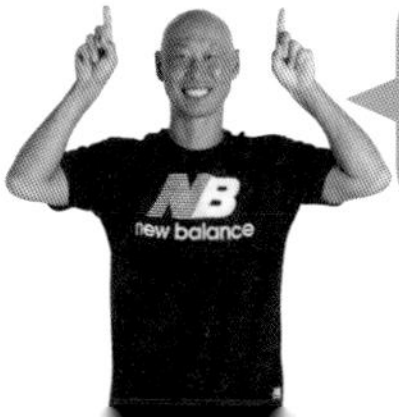

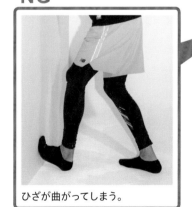

30秒くらいが理想的。外でするときは、靴の泥を落としてからやってくださいね。白い壁は特に注意です。

壁とイスを使って 全身ストレッチ

肩だけでなく全身に効く！

壁に手をつき、頭を沈めるので肩まわりのストレッチと思うかもしれませんが、それだけでなく背中からお尻、もも裏まで全身を伸ばすエクササイズです。

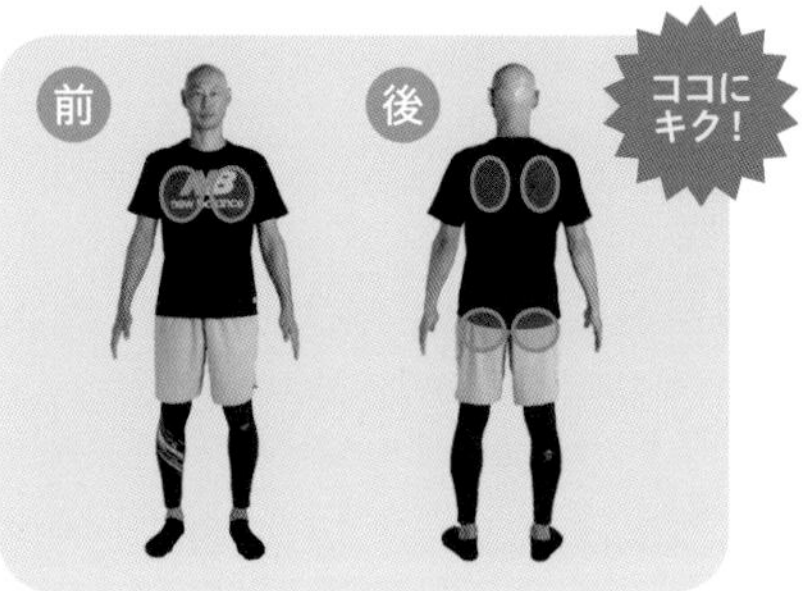

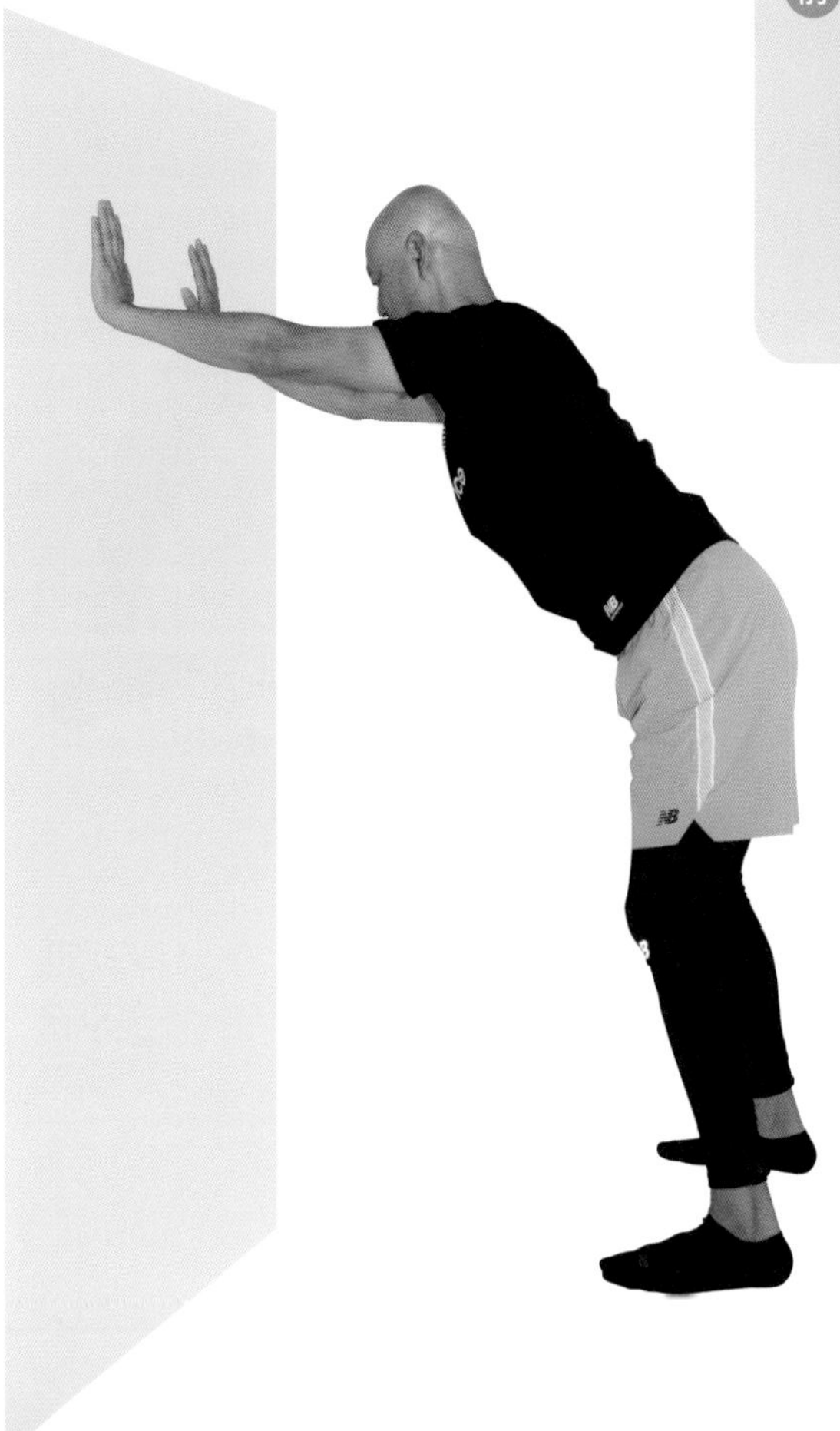

①

腕を伸ばして両手を壁につける。このとき、ひざは曲がっていてもOK。

NG

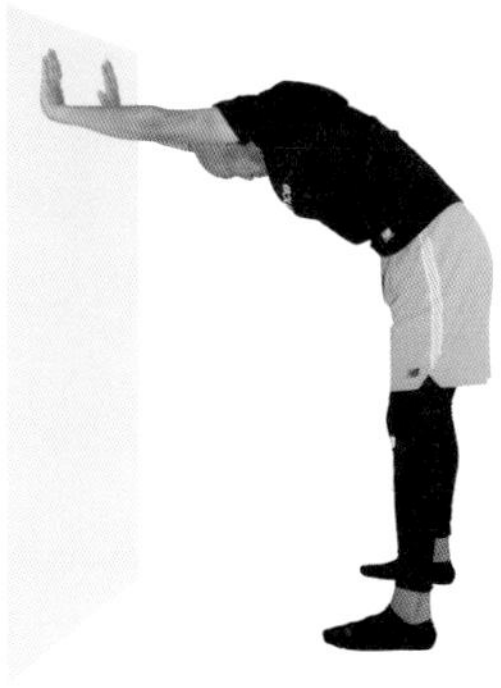

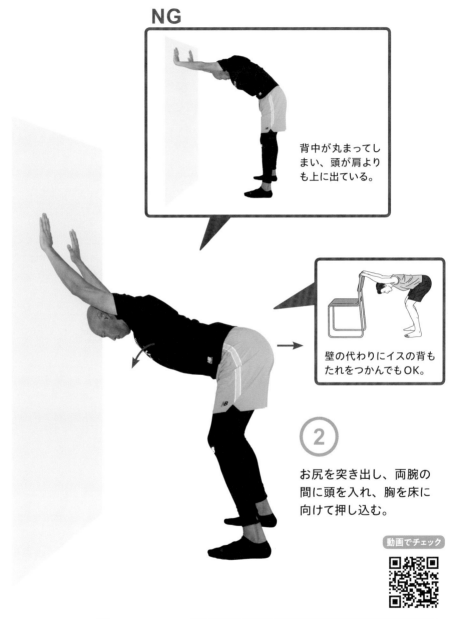

背中が丸まってしまい、頭が肩よりも上に出ている。

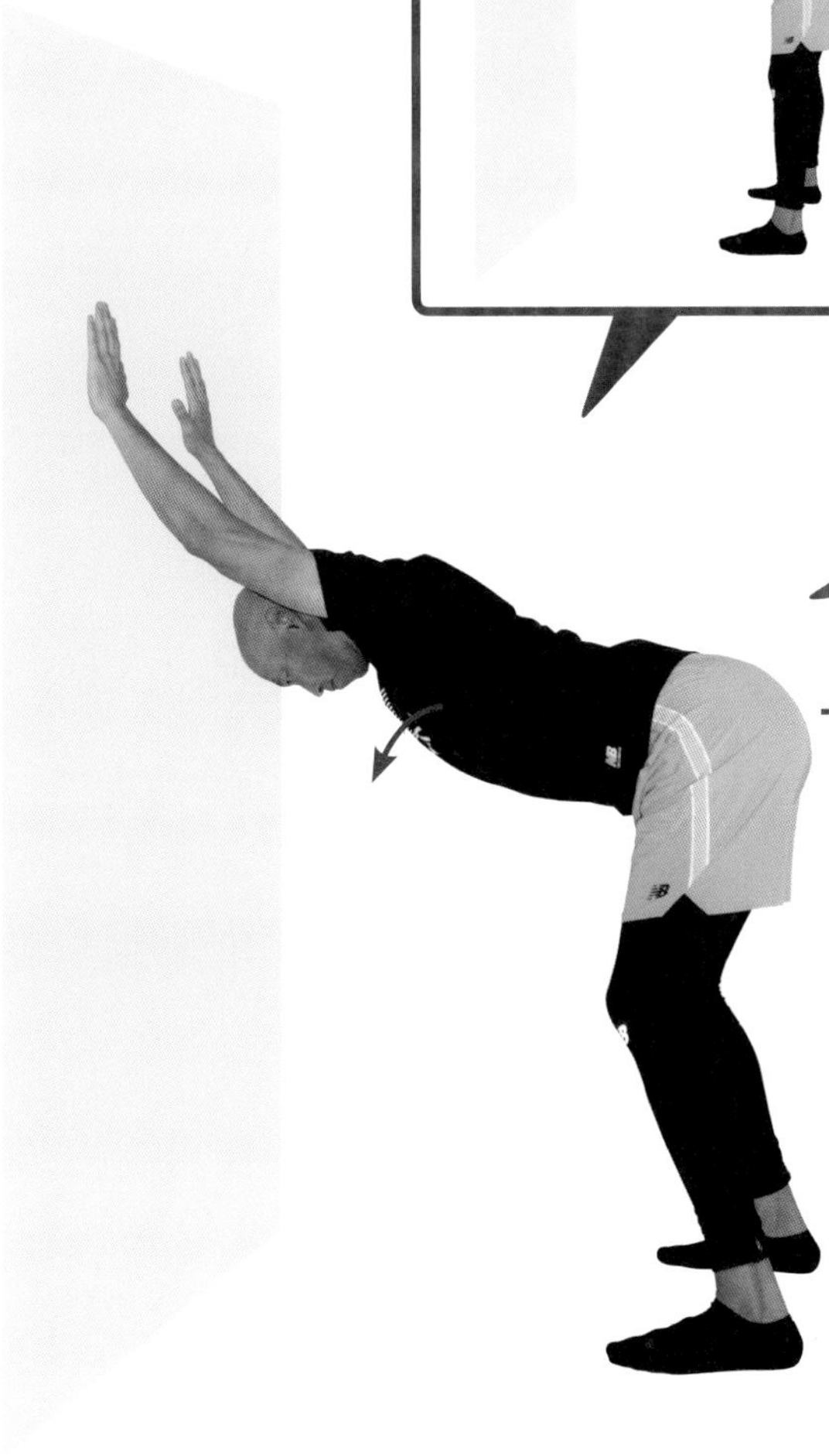

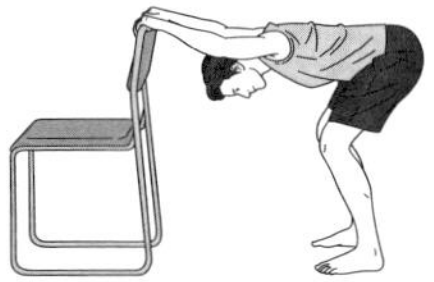

壁の代わりにイスの背もたれをつかんでもOK。

2

お尻を突き出し、両腕の間に頭を入れ、胸を床に向けて押し込む。

動画でチェック

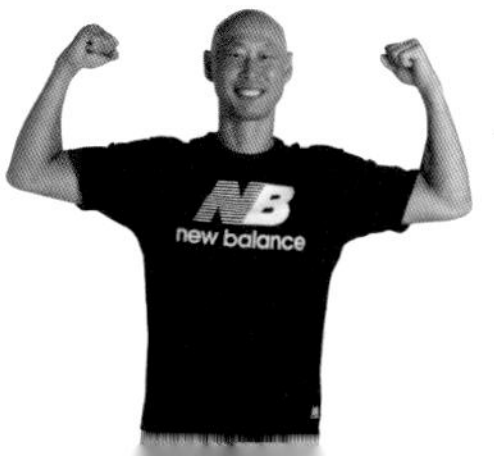

あまり深く頭を沈めてしまうと怪我の原因に。特に反動をつけてやると肩を傷めてしまうので気をつけて。

イスに座りながら 首後ろストレッチ

ゆっくりと腕の重さで首を伸ばす

デスクワークなどの合間、イスに座ったままできるストレッチです。自分の腕の重さでゆっくりと首の後ろ側を伸ばすことで、リラックスしてください。

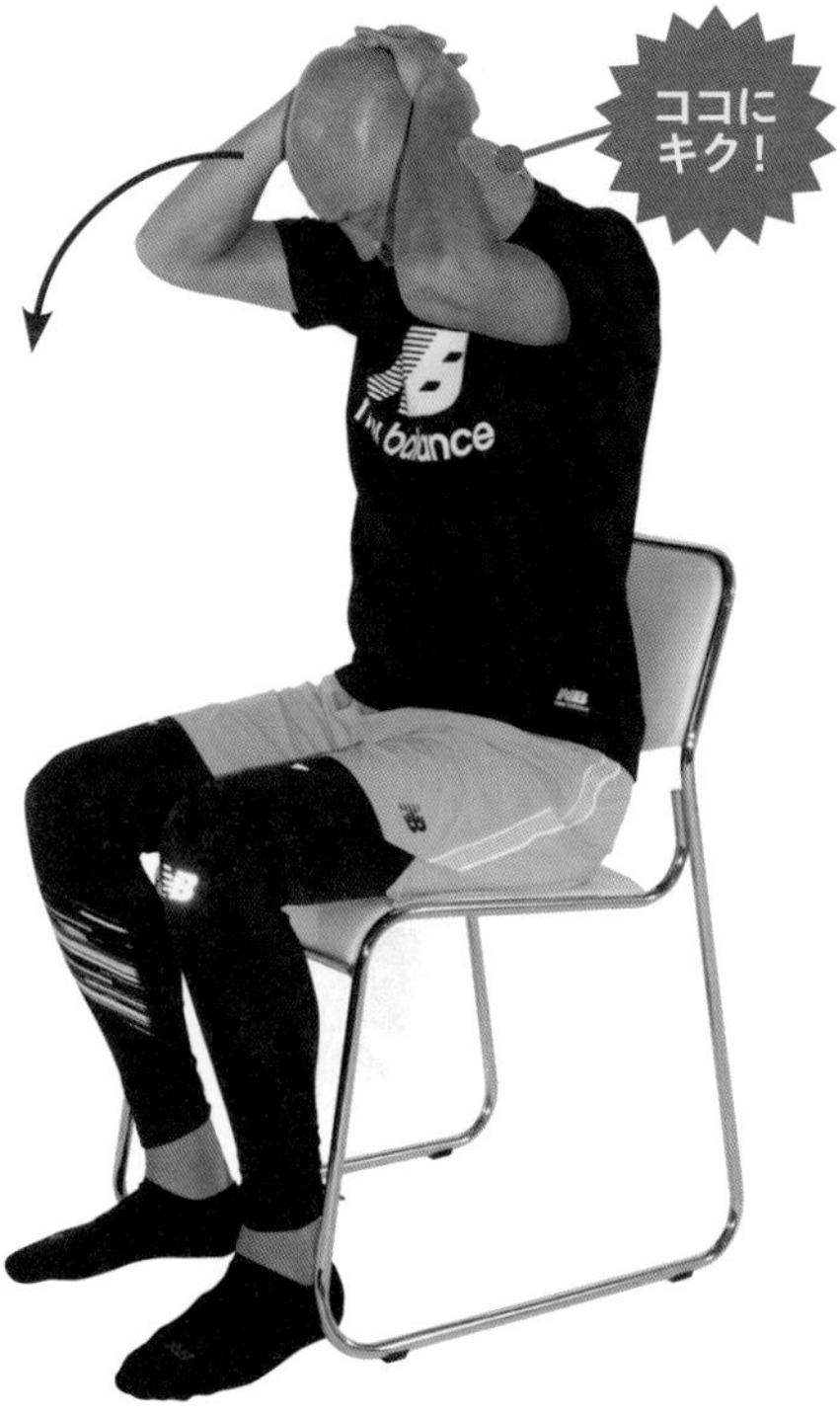

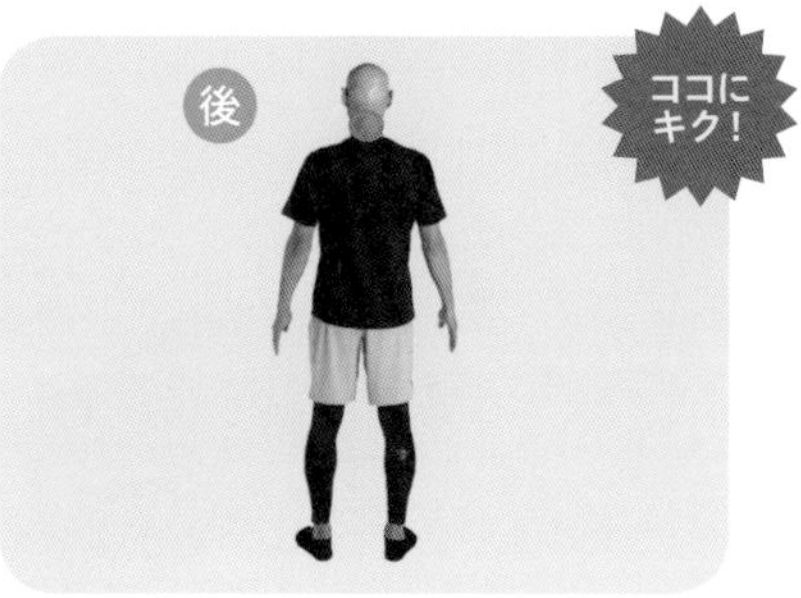

1

手を組んで頭の後ろに回す。腕の重さだけで頭を下げて、首を伸ばす。このとき、背中はまっすぐに。

動画でチェック

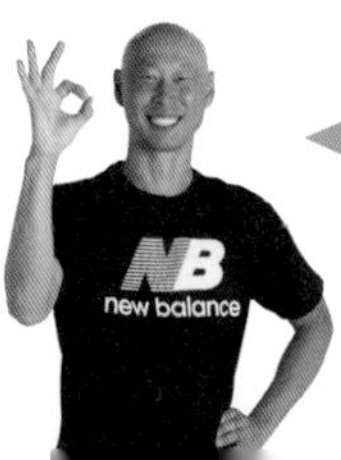

腕の重さだけで首を伸ばす程度でOK。力を入れすぎると首を傷めることもあるので要注意。

イスに座りながら
首横ストレッチ

首を伸ばして肩コリ対策

右ページのエクササイズは首の後ろ側、今回は首の側面です。日常の動きのなかではあまり伸びることはない部分なので、特に意識的に取り入れてください。

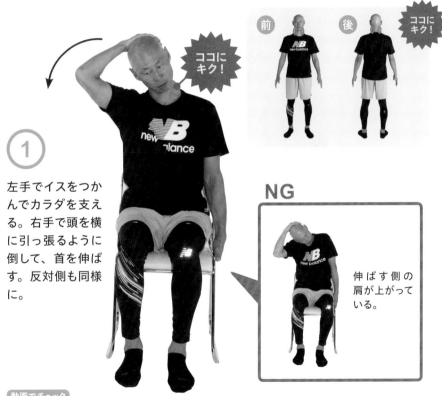

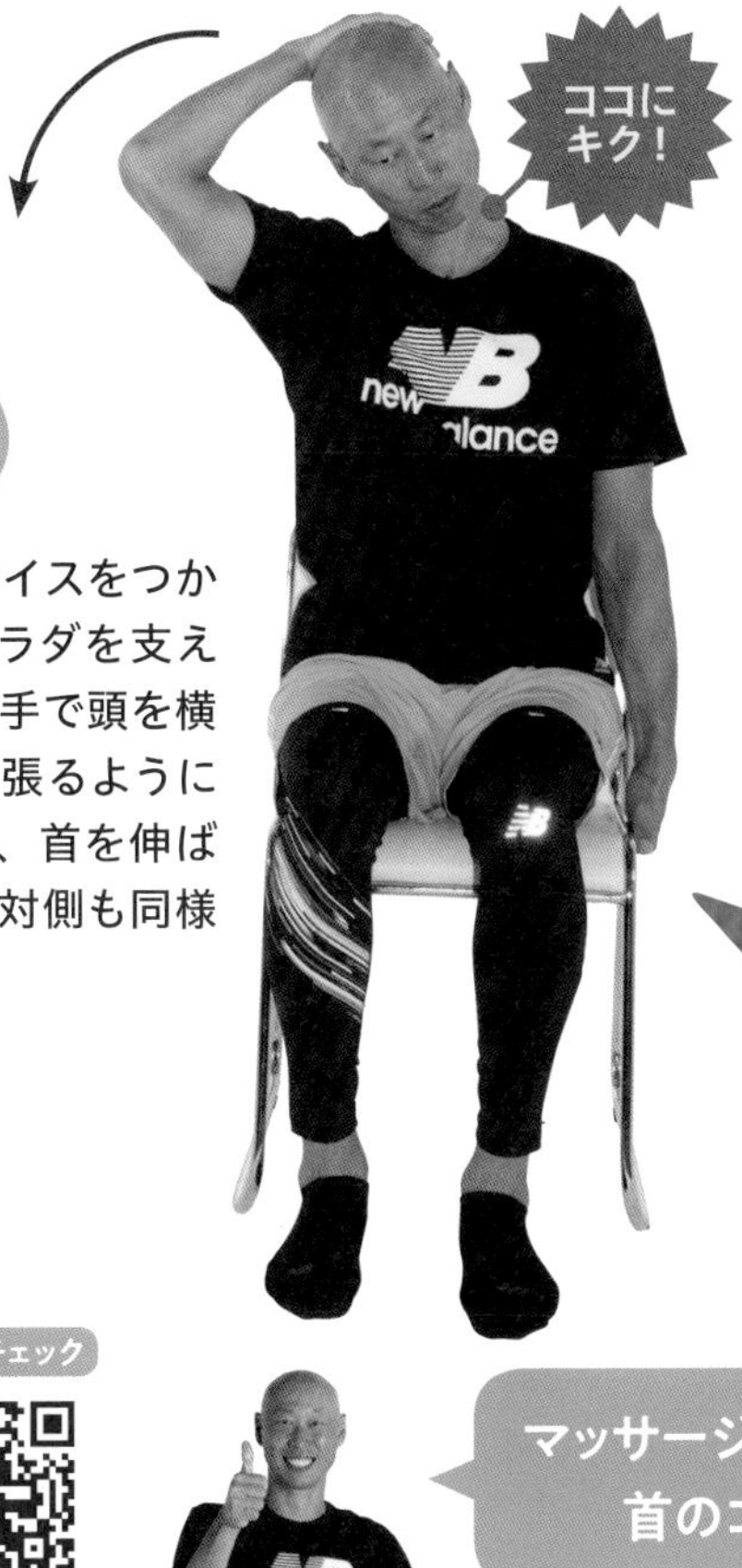

1

左手でイスをつかんでカラダを支える。右手で頭を横に引っ張るように倒して、首を伸ばす。反対側も同様に。

NG

伸ばす側の肩が上がっている。

動画でチェック

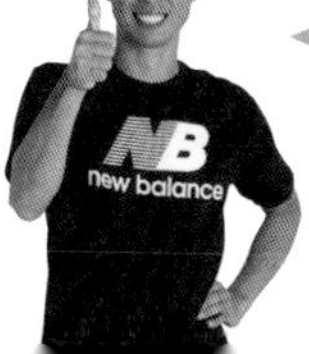

マッサージに行く必要がなくなるぐらい、首のコリに本当によく効きます！

イスに座りながら
三角筋ストレッチ

肩のストレッチで血行促進

肩から肩甲骨まわりをストレッチします。筋肉の緊張をほぐすことにより血行が促進され、肩コリ解消、代謝アップなどにつながります。

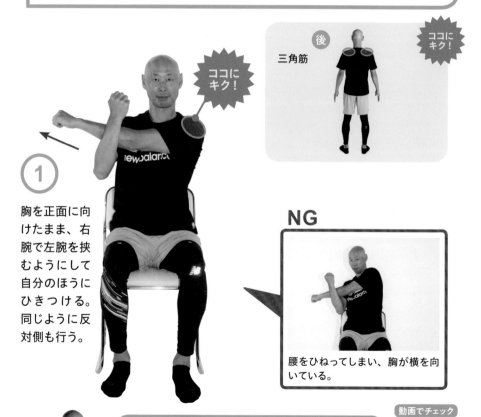

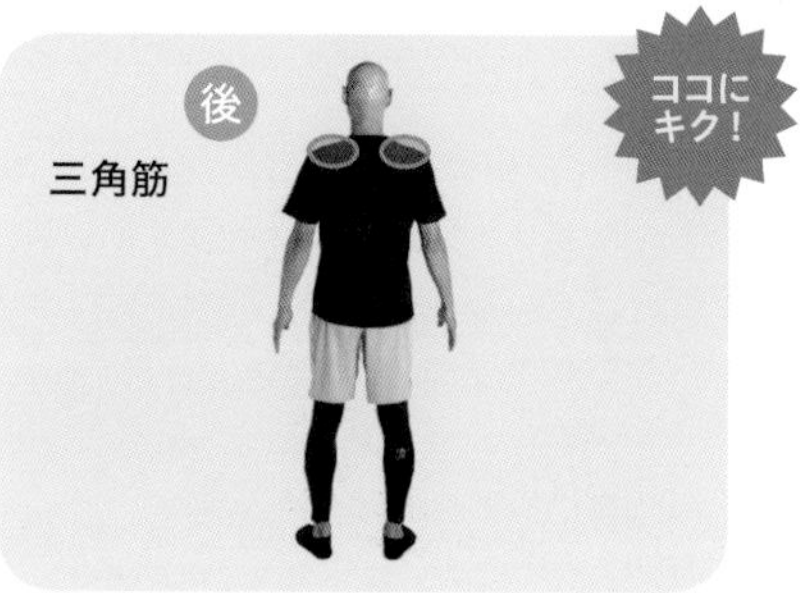

1

胸を正面に向けたまま、右腕で左腕を挟むようにして自分のほうにひきつける。同じように反対側も行う。

NG

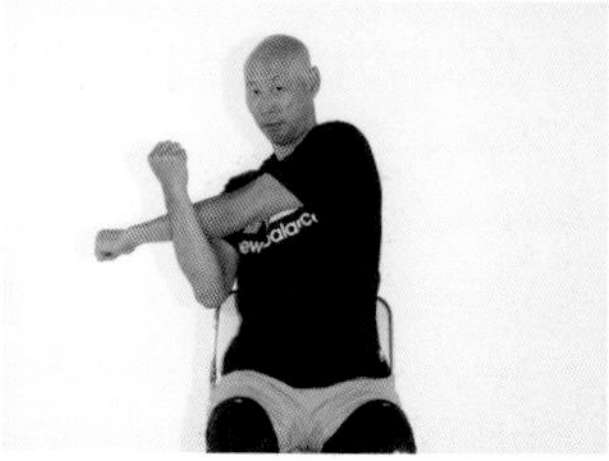

腰をひねってしまい、胸が横を向いている。

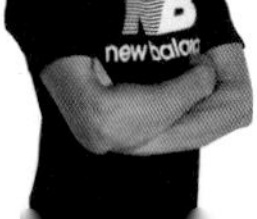

あまり強く引っ張りすぎると肩を傷めてしまうので、ゆっくりと伸ばして。

動画でチェック

イスに座りながら
僧帽筋ストレッチ

肩甲骨を伸ばしてカラダを開く

肩甲骨を左右順番に伸ばすエクササイズです。伸ばしていると、肩甲骨が開く感覚がカラダに伝わります。肩コリ解消に加え、猫背の改善など全身にいい効果を生みます。

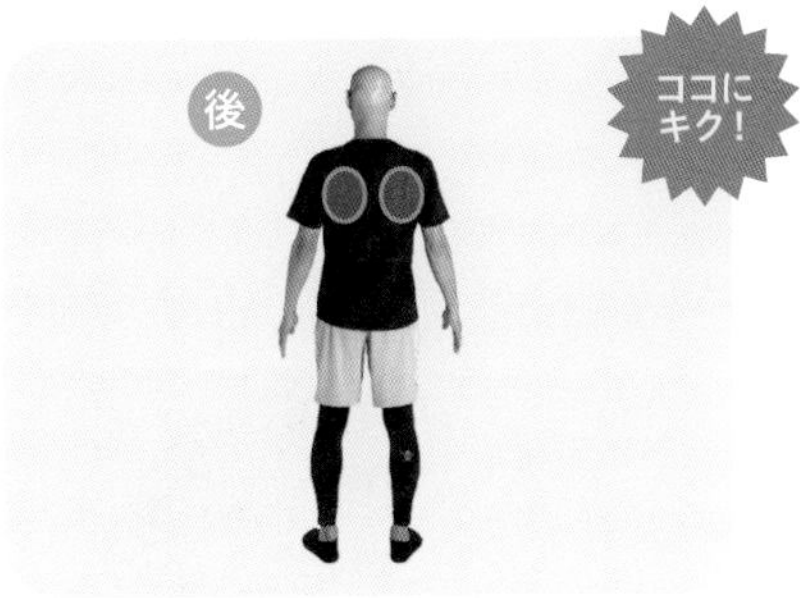

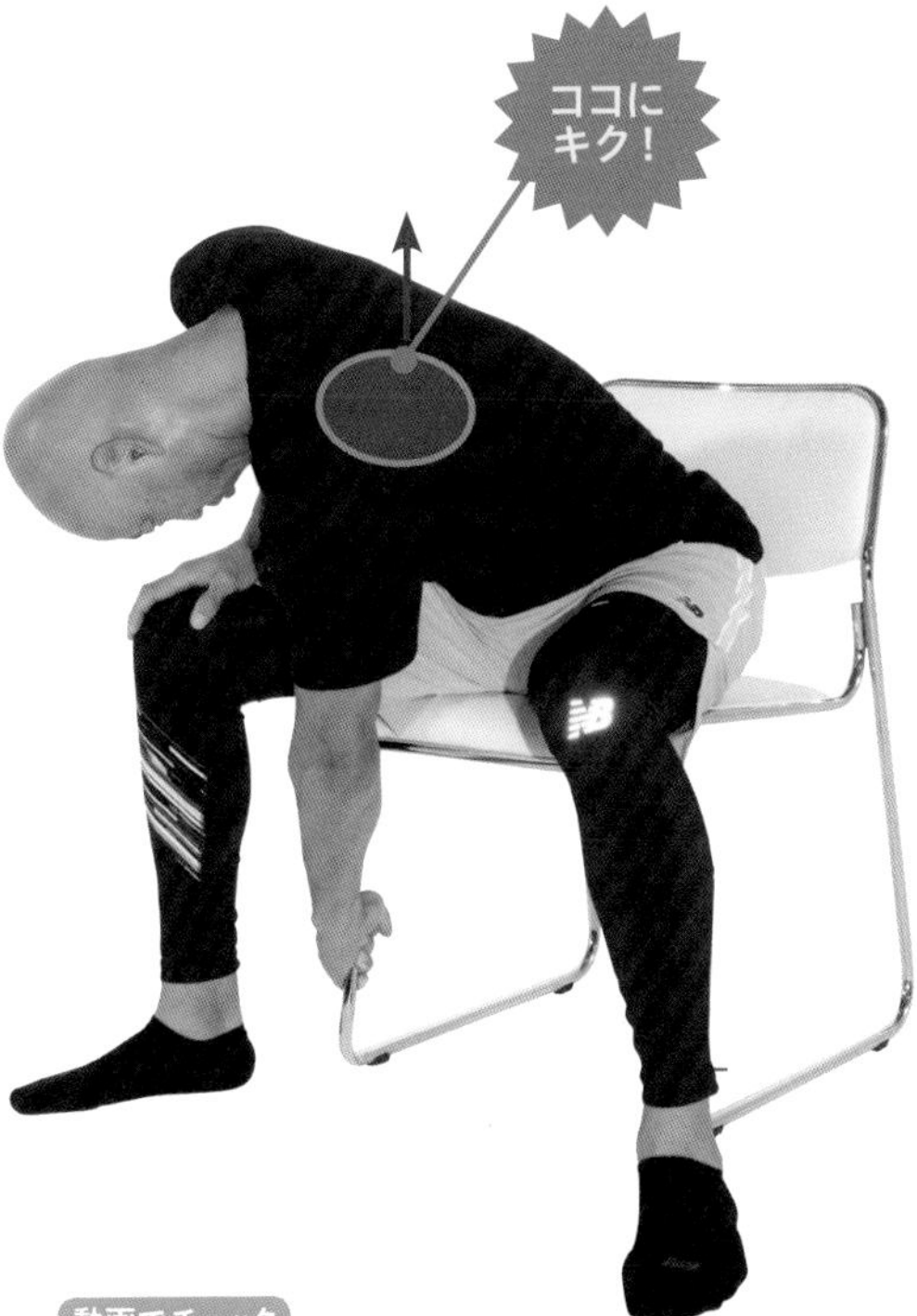

1

左手でイスの右脚をつかみ、左側の肩甲骨を天井に向かって押し上げる。反対側も同様に。

動画でチェック

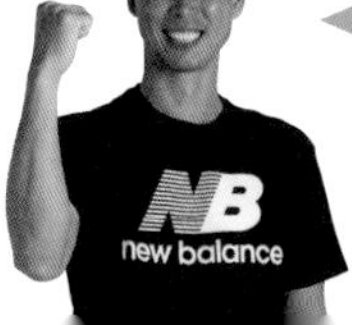

最高に気持ちいいエクササイズ！　じんわりとカラダが開いていくのがわかります。

イスに座りながら
大胸筋ストレッチ

胸を開いてメンタルを前向きに

肩のストレッチであると同時に、胸を張ることもこのストレッチの重要な要素のひとつです。胸を開き、深く呼吸しながらやると血流が改善し、疲れにくいカラダになります。

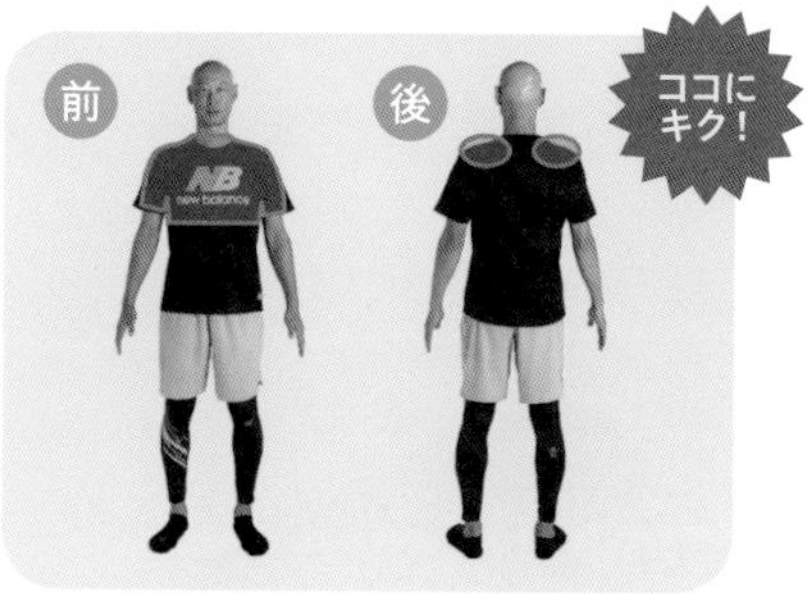

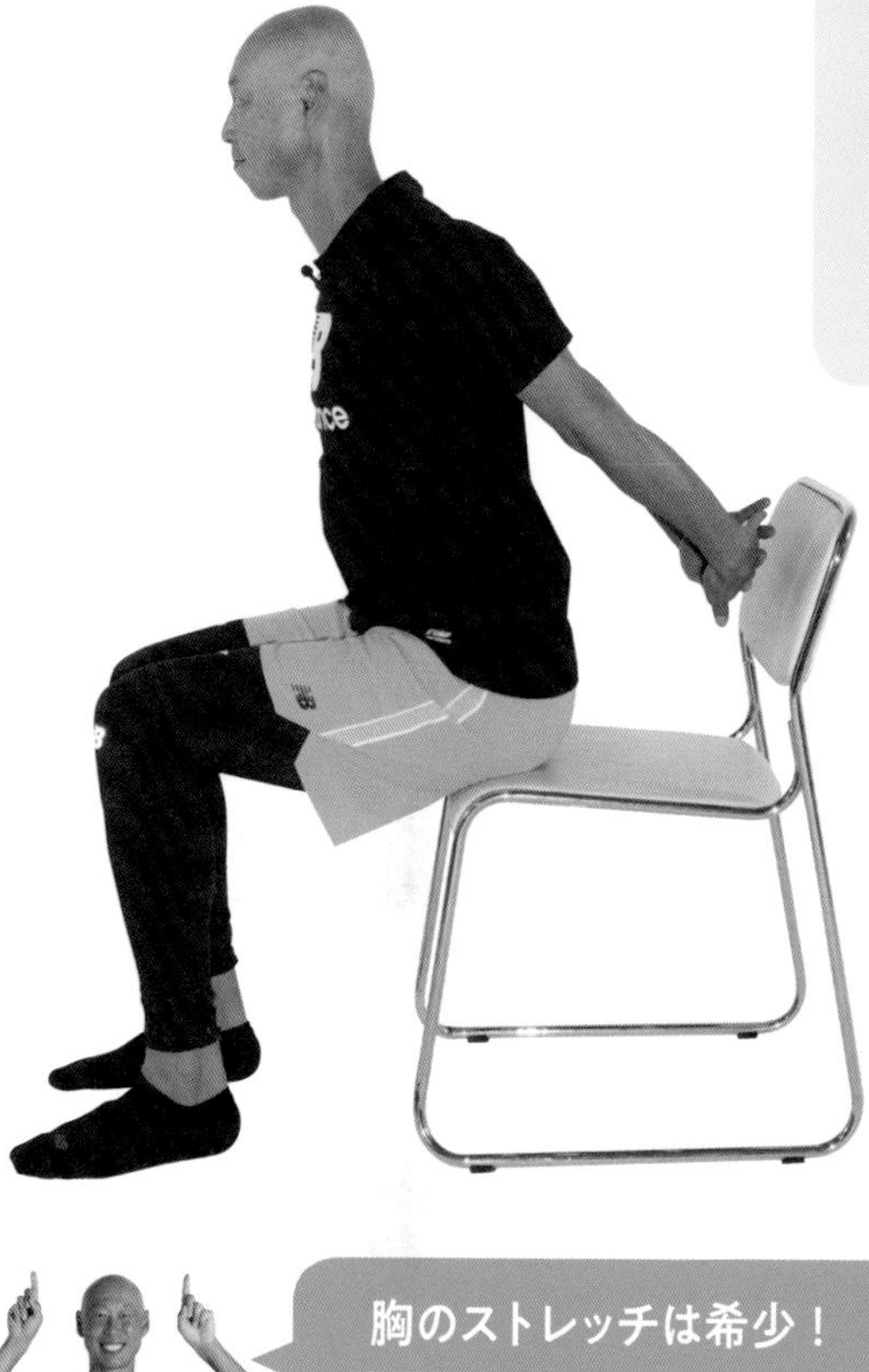

1

イスに浅く腰かけ、後ろで手を組み胸を張る。このとき、背中が丸まらず、肩は上がらないようにする。

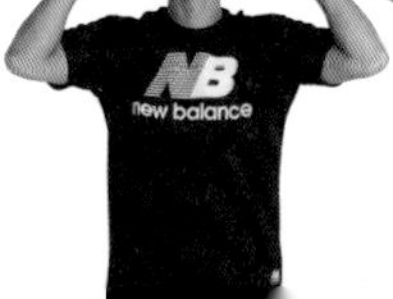

胸のストレッチは希少！　疲れてくると猫背になりがちなので、ぜひこの運動を。

動画でチェック

イスに座りながら 首すじほぐし

ググッと押して血流アップ

首すじをほぐすことで血流をアップ。首や肩だけでなく、全身の血行がよくなります。ただし、押しすぎには注意。「気持ちいい」と感じるぐらいの強さで。

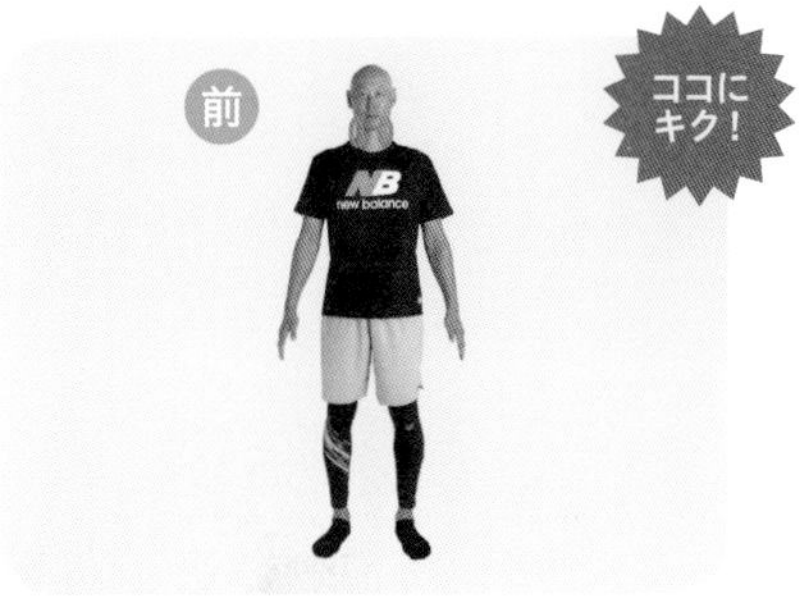

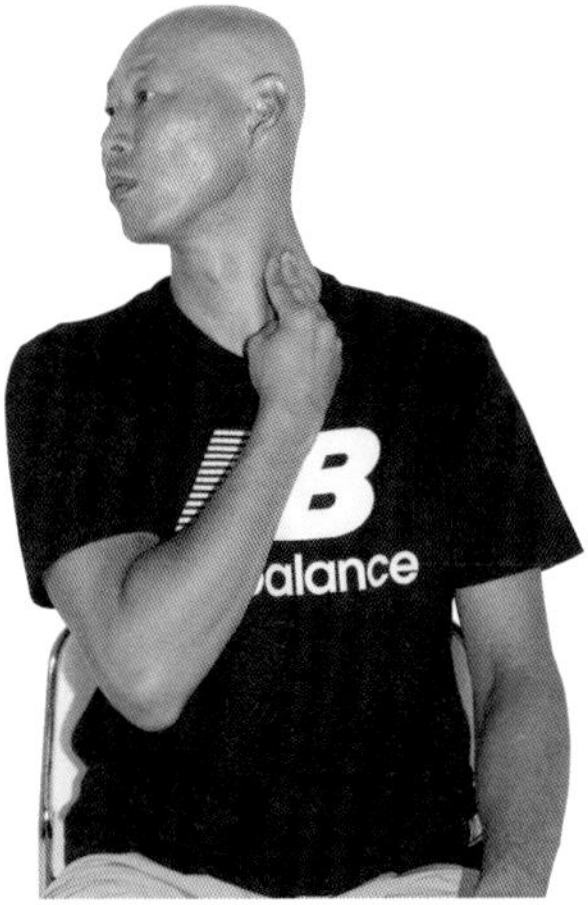

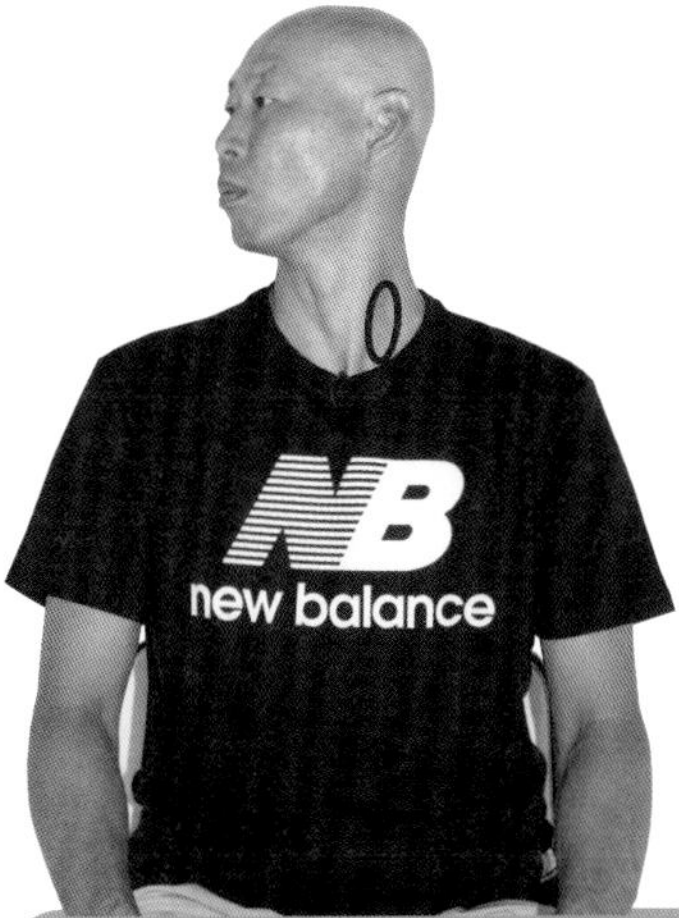

1

顔を右に向けたときに左側に出てくるすじ。最初は鏡で確認してみるとよい。

2

出てきたすじの奥側に指を置き、ゆっくり力を入れながら押す。反対側も同様に。

動画でチェック

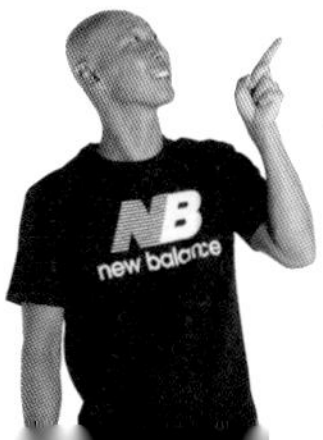

押す箇所がずれると効果が薄れてしまいます。最初にしっかりと確かめてから始めましょう。

イスに座りながら 広背筋ストレッチ

カラダの動きをスムーズに

イスに座った状態でのカラダ側面のストレッチ。この部分の柔軟性が増すと、カラダ全体の動きがスムーズになり、毎日がラクに過ごせます。

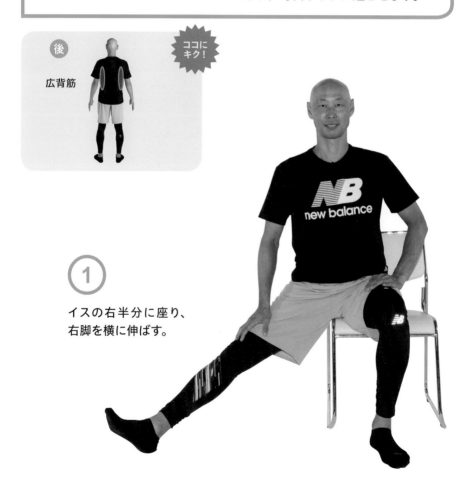

ココにキク！

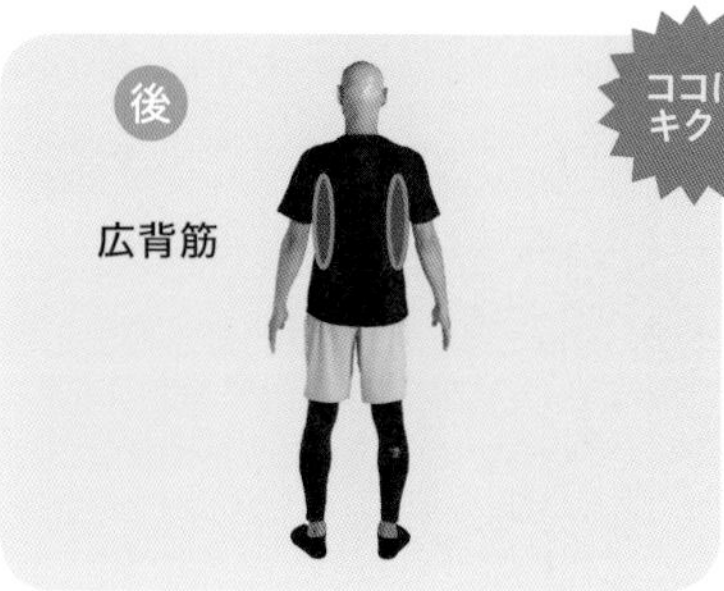

1

イスの右半分に座り、
右脚を横に伸ばす。

NG

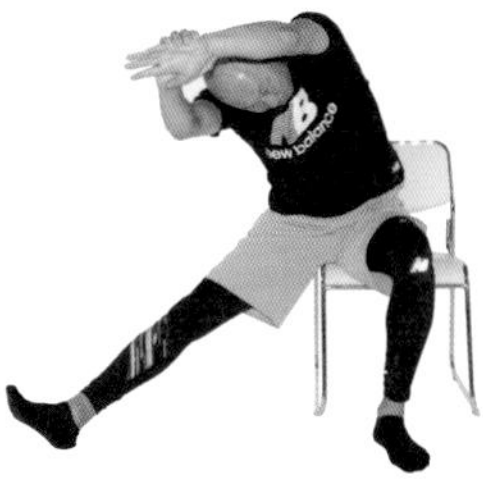

上半身が前に
倒れる。

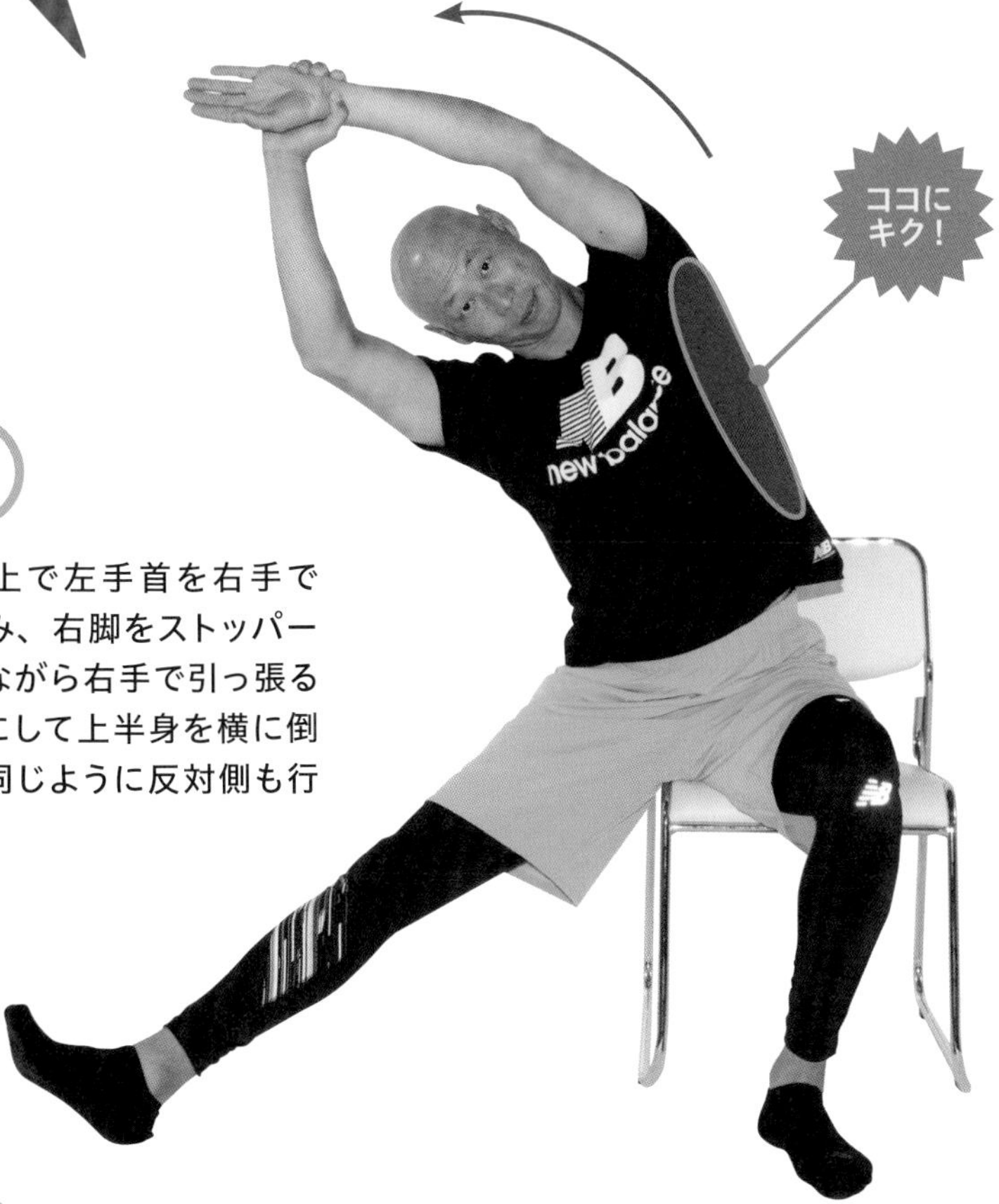

②

頭の上で左手首を右手でつかみ、右脚をストッパーにしながら右手で引っ張るようにして上半身を横に倒す。同じように反対側も行う。

動画でチェック

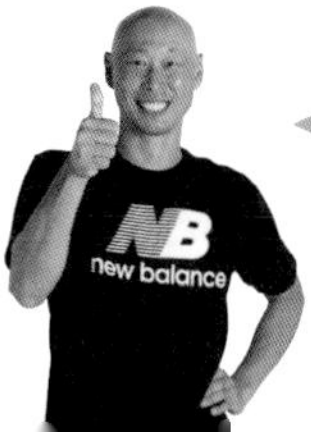

この「横のストレッチ」をすると、1日の終わりの疲れ方が全然違う！　僕は毎日欠かさずやっています！

イスに座りながら 大腿四頭筋ストレッチ

もも前を伸ばして疲れを逃がす

下半身にたまった疲労を、空き時間に少しでも解消するためのストレッチです。老廃物を流して、疲労をためないようにしましょう。

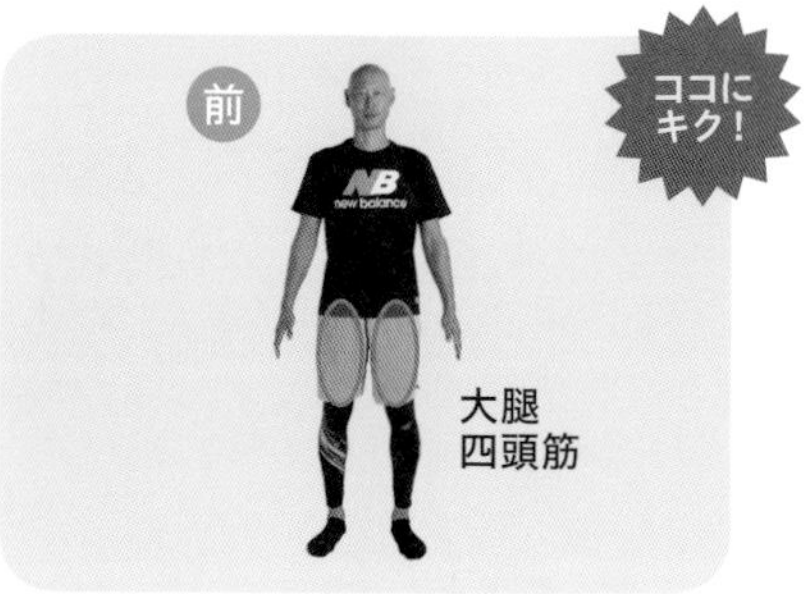

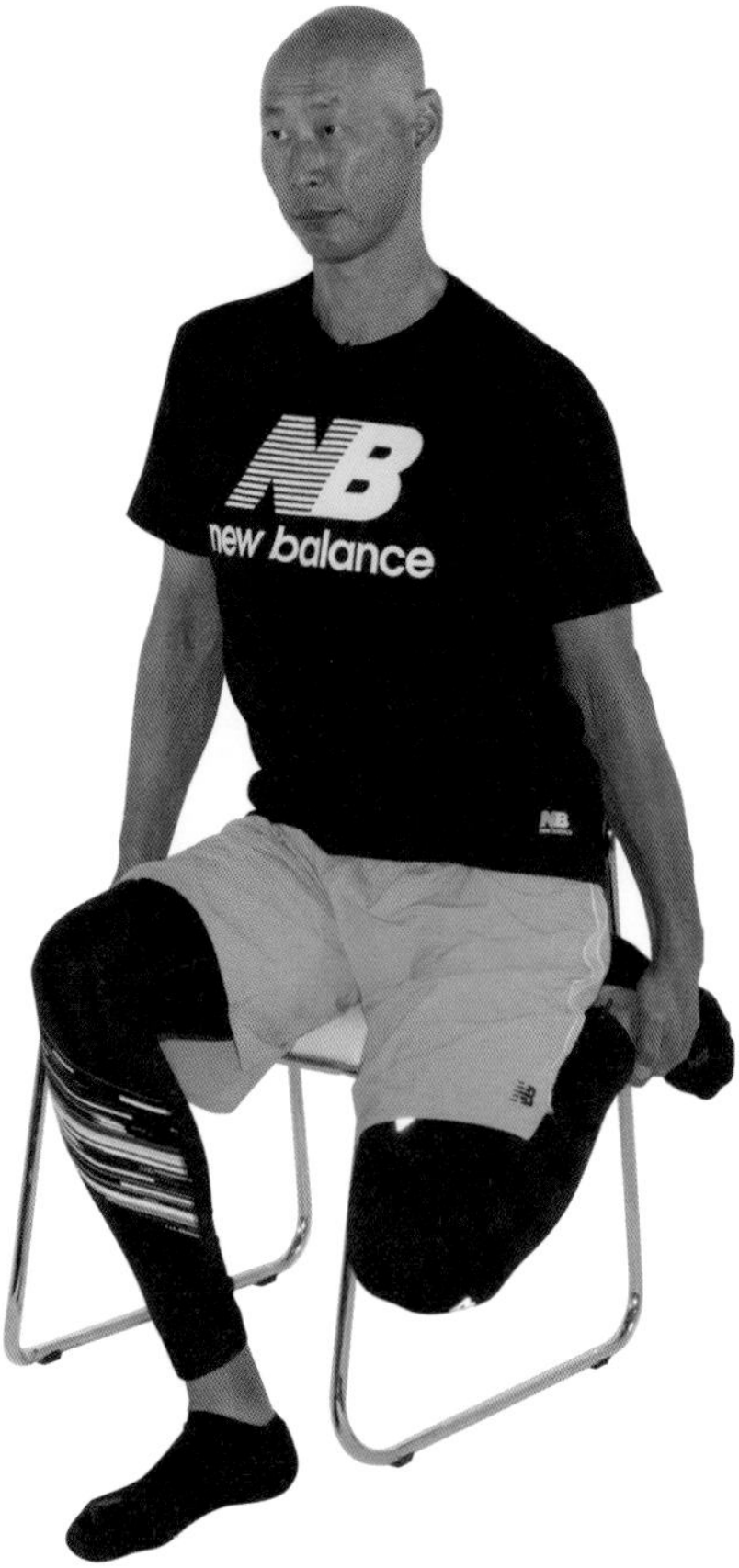

1

イスの左半分に座り、
左手で左足首を持つ。

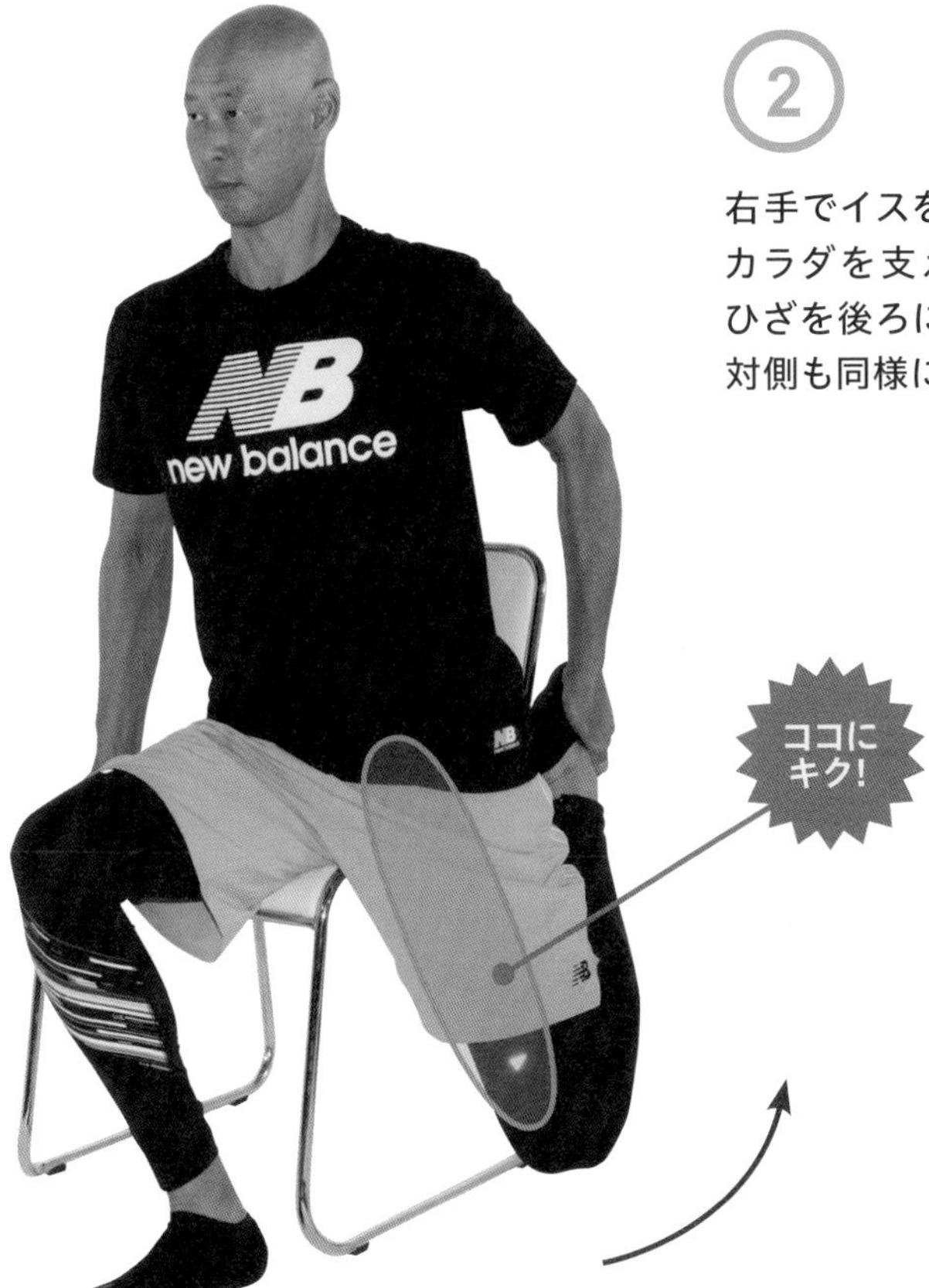

②

右手でイスをつかんでカラダを支えながら、ひざを後ろに引く。反対側も同様に。

動画でチェック

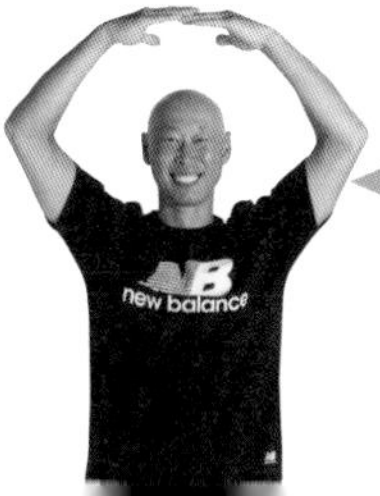

前側の筋肉もきちんと伸ばさないと、全身のバランスがとれずに疲れやすいカラダに。

おわりに

最後まで読んでいただき、本当にありがとうございました。

ここまで読み進めていただいたあなたなら、「メンタル体操」を実践し、カラダがラクになってきているのを感じているはずです。それに引っ張られて、メンタルも前向きになっているような気がしませんか?

最初は「気がする」でいいんです。それを1週間、1カ月、半年と続けていくうちに、確実に実感として伝わってくるはずです。きっと周囲の反応も変わってくると思います。なぜなら、**前向きなメンタルは、じわじわと広がっていくから**です。家族、友人、職場の仲間、チームのメンバー……など、あらゆる人たちにきっと伝わって、みんながハッピーになれると信じています。

本書でも紹介したように、このメンタル体操は動画でも公開しています。体操をしているのは僕。観ていただければわかると思いますが、けっこう苦労しながらやっている体操もあります。自分でいうのも変ですが、元アスリート、(けっこう活躍した?)元プロ野球選手でも、関節が硬かったり、苦手な動きがあったりします。

だから、あなたもうまくやろうとしなくて大丈夫。それよりも**自分のカラダをチェックしながら、自分のペースでやることが大切です。**そのために、僕自身が、この本を読んでくださったあなたのお役に立ちたいという想いから、今回、特別にLINE@を立ち上げました。こちらにあるQRコードより、ご登録いただければ、「メンタル体操」を習慣化するために必要な情報や、あなたのメンタルを元気にする言葉などを無料でお届けします。気になる人はお早めに。またはスマホでLINEを開いていただき「@hichori」をID検索して申請してください（@をお忘れなく）。

最後に、今回このように書籍という形で世の中に自分の意志をお伝えすることができたのは、これまで支えてくれたファンの皆さんの支えがあったおかげです。日頃から、僕のYouTube「ひちょリズム」や、ツイッター、TikTokなどを見てくれている皆さんには心から感謝しております。本当にありがとうございました。

強く、しなやかなココロとカラダを手に入れて、思い通りに生きているあなたに、いつか直接お会いできるときがくるのを楽しみにしています。

２０２１年６月

森本稀哲

森本 稀哲（もりもと ひちょり）

1981年東京都生まれ。1999年ドラフト4位で日本ハムファイターズ（現北海道日本ハムファイターズ）に入団。2006年には1番レフトとして活躍、チームを日本一へと導く。2006年から2008年に、3年連続ゴールデングラブ賞を受賞し、2007年ベストナインに選ばれる。その後、2011年横浜ベイスターズ（現横浜DeNAベイスターズ）へ移籍、2014年埼玉西武ライオンズへテスト入団。2015年、17年間にわたるプロ野球人生を終え、現役を引退。現在は、小学校1年生で発症した汎発性円形脱毛症の経験から、「他人の目を気にせず、個性を活かせる社会を創りたい」という強い想いを胸に、野球解説やタレントとしてテレビ・ラジオ出演のほか、大学での講義や講演活動、スポーツイベントなどでも全国で活躍。Twitter、YouTube番組「ひちょりズム」、TikTokをはじめ、SNSでの活動も幅広く展開して各方面で話題となっている。

清水 忍（しみず しのぶ）

株式会社インストラクションズ代表。トレーニングジム〈IPF〉ヘッドトレーナー、全米スポーツ医学会認定運動生理学士（ACSM/E-PC）、NESTA JAPANエリアマネージャー。プロ野球選手など現役アスリートのパーソナルトレーナーの他、健保組合の糖尿病対策セミナーの指導者、スポーツ・医療系専門学校の非常勤講師としても活動している。著書に『ロジカル筋トレ　超合理的に体を変える』（幻冬舎新書）などがある。

メンタル体《たい》操《そう》
１日《にち》５分《ふん》で心《こころ》も体《からだ》も強《つよ》くなる「すごい運《うん》動《どう》」

2021年6月28日　初版発行

著者／森《もり》本《もと》 稀哲《ひちょり》
監修／清《し》水《みず》 忍《しのぶ》
発行者／青柳 昌行
発行／株式会社KADOKAWA
〒102-8177　東京都千代田区富士見2-13-3
電話　0570-002-301（ナビダイヤル）
印刷所／大日本印刷株式会社

●お問い合わせ
https://www.kadokawa.co.jp/（「お問い合わせ」へお進みください）
※内容によっては、お答えできない場合があります。
※サポートは日本国内のみとさせていただきます。
※Japanese text only

定価はカバーに表示してあります。

ISBN 978-4-04-605089-2　C0077